"Leben heisst, sich mitteilen"
(Franz Werfel)

Fanny Lobos

Maske für immer

Handbuch

für Maskenträger und Nicht-Maskenträger

Dieses Büchlein kann Ihnen helfen, keine Ausreden mehr zu gebrauchen

Die Autorin übernimmt keinerlei Haftung für etwaige Vorteile, die sich aus dem Gebrauch des Buches ergeben könnten.

Auszugsweiser Abdruck erwünscht.

2. Auflage im Eigenverlag 2022
ISBN 978-3-200-07776-8

Impressum:
Verein wiefrüher ZVR-1507831255
8511 St. Stefan, Hochgrail 118
warallesbesser@gmail.com

Inhalt

Statt einem Vorwort

Als Kleinkind lehrten mich meine Eltern, ehrlich zu sein, Polizisten zu grüßen und Menschen mit Behinderungen nicht zu verspotten.

Ich versuche auch heute ehrlich zu sein und ich verspotte auch keine behinderten Menschen. Als etwa 25jährige engagierte ich mich zwei Jahre lang aktiv für behinderte Menschen. Danach wusste ich, sie sind nicht besser als die nicht behinderten Menschen.

Schon in früher Kindheit erlebte ich die Erwachsenen als unehrliche und scheinheilige Schmeichler.
Die Lehrer waren für mich unsympathische gewalttätige Unmenschen, die mich an den Haaren rissen, an meinen Ohren zogen und mir auch einmal ins Gesicht schlugen.
Mit ungefähr vierzehn Jahren duldete ich immer weniger, dass Erwachsene mir befehlen wollten, was ich zu tun hätte.
Immer öfter sträubte ich mich gegen ihre gut gemeinten Bevormundungen.

Immer deutlicher formulierte ich meinen Freiheitsdrang.
Immer mutiger signalisierte ich den Wichtigtuern: „Mir hat niemand zu sagen, was ich zu tun habe!"
Immer bewusster begann ich selbst zu bestimmen, was ich tat.
Niemals in meiner Lehrzeit nahm ich einen Besen in die Hand. Kein einziges Mal ließ ich mich als Jausenholerin einteilen. Dadurch lernte ich viel mehr als alle anderen Lehrlinge.
Nach anfänglichen Schwierigkeiten mit der Geschäftsleitung und mit auf Ausgrenzung setzende Vorgesetzte änderte sich das Betriebsklima wider Erwarten schnell zu meinen Gunsten. Mein Verhalten hatte sie machtlos gemacht.
Schon nach einem Jahr schlug man mir die Rolle als Lehrlingssprecherin vor, welche ich aber nicht annahm. Wichtiger und interessanter war für mich, die Leute bei ihrem Tun zu beobachten.
Dabei wurden mir die Ja-Sager, die Mitläufer und die Kuscher immer mehr ein Greuel.
sie spielten auf wichtig und auf gescheit.

Für mich waren sie eine verblödete Masse, die am Arbeitsplatz oder im Kaffeehaus die Fernsehsendungen vom Vortag beklatschten. Wie hypnotisiert saßen (und sitzen) sie ihre Lebenszeit im Fernsehsessel ab. Jeder Stammtisch war für mich eine anpassungswillige Versammlung von Duckmäusern und Wichtigtuern, die ihren armseligen Zugehörigkeits-Willen beprosteten.

Mit zwanzig wollte ich nur noch weg. Ich stellte mich mit einem Rucksack und 500 Schilling auf die Autobahn und fuhr per Autostopp durch Europa. Es war ein erlebnisreiches Abenteuer, das fast drei Jahre lang dauerte.
Heute bin ich eine etwas ältere Frau und lebe mit einem liebevollen Partner am Stadtrand von Wien.

Ich wünsche mir selbstbestimmte Menschen und keine fremdbestimmten feigen Kreaturen, die sich von irgendwelchen selbstverliebten Wichtigtuern vertreten lassen.

Ich denke, wir werden nicht geboren
um die Welt zu retten.

Menschenretter fühlen sich am wohlsten in
ihren Ruinen der Gewohnheiten.

April 2021

Warum ich keine Maske trage

Ich stand im sympathischsten Supermarkt Österreichs an der Kassa, um zu bezahlen. Zwei maskierte Mädchen, so elf, zwölf Jahre alt, fragten mich, warum ich keine Maske trage.
Ich antwortete ihnen: „Wie ich so alt war wie ihr, habe ich nie eine Maske getragen".
Sie kicherten, blickten zu den hinter ihnen Wartenden, drehten sich wieder zu mir, zogen sich die Masken vom Gesicht, kicherten abermals, diesmal ein sichtbares, freches Kichern.
Es war ein sehr berührender Moment für mich.
(Fortsetzung folgt am Ende des Kapitels.)

Mir ist sehr wohl bewusst, dass ich an Corona erkranken kann.
Mir ist auch bewusst, dass ich an dieser Krankheit sterben kann.
Ich gehöre zur sogenannten Risikogruppe.
Und gerade darum trage ich keine Maske.

Weil: Durch das Tragen einer Maske würde ich mein Immunsystem wesentlich schwächen.
Ein geschwächtes Immunsystem öffnet nicht nur einer Corona-Erkrankung Tür und Tor, sondern auch allen anderen möglichen Erkrankungen, die ich sonst nicht bekommen würde.
Ein gut funktionierendes Immunsystem schützt vor Viren aller Art wesentlich besser als alle Masken der Welt zusammen.
Ich denke, jeder Mensch hätte die Möglichkeit, sich über Immunsystem und Masken zu informieren.
Und jeder, der sich gut informiert und bei klarem Verstand ist, wird keine Maske tragen.
Das Tragen einer Maske schadet massivst unserer Gesundheit.
Da gibt es kein „ja aber ... ".
Mein Hausarzt sagte mir: „Wenn Masken tragen gesund wäre, wären wir mit Masken auf die Welt gekommen".
Ich denke, jeder Mensch soll selber entscheiden, ob er eine Maske tragen will oder nicht.

Jeder hätte die Möglichkeit, seinen Hausarzt um die Ausstellung einer Maskenbefreiung zu ersuchen. Jeder Arzt ist verpflichtet, diese auch auszustellen.
Es ist nicht Sache der Politik, es ist Sache der Ärzte.
Mein Hausverstand sagt: „Nein."
Ich will gesund bleiben, und darum trage ich keine Maske.
Seit nunmehr über einem Jahr bewege ich mich vor allem unter Menschen, die – so wie ich – keine Maske tragen.
Sehr oft bin ich mit meiner 89jährigen Freundin zusammen – ohne Maske.
Zwei bis dreimal täglich geht sie mit ihrem Hund spazieren.
Sie meint: „Nur weil Politiker etwas verordnen, muss ich nicht gleich nach ihrer Pfeife tanzen. In meinem Alter werde ich wohl selber wissen, was mir gut tut und was nicht."
Wer sich informiert, weiß, dass die Poren der Alltagsmasken sechs bis zehnmal (!) größer als Coronaviren sind. Das heißt, die Maske kann nicht schützen. Daher habe ich

die Entscheidung getroffen, dass ich keine Maske tragen werde.
Alle Virologen, Ärzte und sogenannten Experten, die das Gegenteil behaupten, sind für mich gefährlich.
Mir scheint, es gilt heute jemand nur dann als Experte, wenn er sagt, was die Regierung hören will.
Alle bisher getroffenen Maßnahmen der Regierenden machen die Menschen krank. Isolation, Maske und Angst zerstören nachweislich und nachhaltig das Immunsystem und begünstigen somit Infektionen und daraus resultierende Krankheiten. Ich habe weder Angst vor dem Virus, noch lasse ich mich isolieren; ich trage keine Maske und daher funktioniert mein Immunsystem offenbar sehr gut.
Das Wichtigste für die Corona-Zukunft ist die Stärkung des Immunsystems. Dazu gehört halbwegs artgerechte Ernährung, viel Bewegung an der frischen Luft, kein Stress und keine Maske.

Ich besuchte im Vorjahr (2020) einige europäische Länder und mehrere

Bundesländer bei uns in Österreich. Ich bewegte mich dort maskenlos auf Bauernmärkten, in Supermärkten, in Apotheken und auch in Krankenhäusern, ohne Angst zu haben, krank zu werden.

Mir ist nicht bekannt, dass es je in einem Supermarkt einen Hotspot (Cluster) gab, obwohl dort alles berührt, begrapscht und sogar rohes Obst gegessen wird.

„Es gibt keinen Fall, bei dem sich Menschen in Geschäften angesteckt haben. " (Clemens Martin Auer, Sonderbeauftragter des Gesundheitsministers, am 7. Juli 2020 in der deutschen Tageszeitung "Die Welt".

Mir ist auch bis heute kein Fall bekannt, dass es in der Gastronomie zu einem Cluster kam. Auch hier wäre es notwendig zu hinterfragen, warum Politiker die Schließungen verordnen.

Ich habe im vergangenen Jahr unter den Nichtmaskenträgern nur einen Krankheitsfall erlebt.

Es war ein holländisches Ehepaar mit zwei Kleinkindern, die sich vermutlich in Spanien angesteckt haben. Sie wurden getestet.
Die Kinder waren symptomlos, die Mutter hatte einen Tag Kopfschmerzen und ihr Mann litt drei Tage an Unwohlsein, leichtem Fieber und Geschmacksirritationen.

In der Sparte Maskenträger habe ich einige Erkrankungsfälle miterlebt, unter anderem auch schwere Verläufe. Ein 65jähriger aus meiner Nachbarschaft starb sogar **„an oder mit Corona ".**
Ich weiß nur, dass er stark übergewichtig war, Herzprobleme hatte, an chronischer Bronchitis litt und ständig Maske trug.

So weit, so ungewiss.

Fortsetzung – Erlebnis Supermarkt.

Ich wartete, bis die Mädchen bezahlt hatten und fragte sie dann, wie ihnen das „Masketragen" taugt. Sie klagten mir ihr Leid, dass sie an Kopfweh litten, dass ihre Eltern sie zwängen, Maske zu tragen und dass sie am liebsten gar nicht mehr in die Schule gehen würden.
Ich gab ihnen meine Visitenkarte und forderte sie auf, ihren Müttern zu sagen, dass sie mich anrufen sollten; danach würden sie keine Maske mehr tragen müssen. Das gefiel ihnen.
Schon zwei Stunden später rief mich eine der Mütter an. Wir vereinbarten einen Termin, trafen uns und ich eröffnete das Gespräch mit: „Verzeihen Sie bitte die unhöfliche Bemerkung, aber für mich sind Sie eine feige Kindesmisshandlerin."
Am Abend rief mich dann die Tochter an und teilte mir freudig mit, dass sie keine Maske mehr tragen bräuchte und dass ihre Mutter in die Schule gehen wollte, um mit der Lehrerin zu sprechen.

Noch heute bin ich in Kontakt mit beiden Familien, alle zusammen tragen keine Masken mehr.

P.S.: So schnell könnte dies auch in Gasthäusern passieren und darum sind sie geschlossen.
Im Herbst (2021) wird es wieder so weit sein.

Die Angst vor sich selbst

Niemand von uns hat je erlebt, was derzeit weltweit passiert.
Niemand von uns weiß zur Zeit, was passieren wird.
Und darum ist es wichtig zu verstehen, was jetzt, in der Gegenwart, passiert.
Erst sagten die Regierenden, „es wäre *absolut falsch, jetzt mit Schutzmasken herum zu laufen.....weil die ohnehin nicht schützen*". (Bundeskanzler Kurz am 8. März 2020)
Nur drei Wochen später, am 30.März 2020 aber verordneten genau diese Regierenden das Tragen von Masken und prophezeiten hunderttausende Tote im Land.
Keine Sekunde wurde vom Volk mit Denken verschwendet. Weil: „Wenn die das sagen, dann wird es schon stimmen."

Nun, jetzt haben fast alle ein Jahr lang eine Maske getragen, die offenbar nicht schützte; jetzt müssen alle eine FFP2-Maske tragen, die vielleicht genauso wenig schützt.

Weil: Seit Einführung der FFP2-Maske wurden die Ansteckungen nicht weniger, sondern mehr.
Komisch.
Je besser die Maske, desto mehr Kranke.

Jeder Maskenträger zeigte und zeigt sein wahres Gesicht.
Egal, ob es sich dabei um eine gekaufte oder eine selbstgebastelte Maske handelt.
Jeder Maskenträger will dazugehören, will keine Unsicherheit aufkommen lassen, will nicht angepöbelt werden, will nicht ausgegrenzt werden. Darum macht er, was alle anderen machen – Maske tragen.
Zum Gehorsam gezüchtet und getrieben von Angst, vertrauen sie blind den Obrigkeiten.
Sie wollen dazugehören, zu den Guten, zu den Solidarischen – zur Mehrheit.
In ihrer Welt herrschen Ordnung und Sicherheit.
Sie bilden sich ein, dass sie das Richtige tun.
Egal, ob maskentragende Akademiker oder maskierte Mindestsicherungs-Bezieher.
Maskenträger sind gut.
Nicht-Maskenträger sind böse.

So einfach ist die Sache.
Aber – ist sie wirklich so einfach?
Bin ich wirklich eine Böse, weil ich keine Maske trage?
Bin ich wirklich eine egoistische Gefährderin, eine Verantwortungslose?

Wie Sie ja sicherlich wissen, stammen wir vom Angsthasen ab.

Angst ist ein unangenehmes Gefühl. Wer Angst hat, macht sich klein. Ein Ängstlicher stellt sich nicht auf die Zehen. Angst verengt das Blickfeld. Wer Angst hat, sieht nur noch die eine Gefahr.
Das kann die Angst vor dem Virus sein,
das kann die Angst vor dem Ruin sein,
das kann die Angst vor der Zukunft sein,
das kann die Angst vor der Angst sein, aber es können auch alle Ängste zusammen sein.
Wer Angst noch nie bewusst erlebt hat, kann auch nicht mutig sein.
Einen Feigling kann der Mut nicht verlassen.
Der Feigling hat keinen Mut.
Der Feigling will keinen Mut.

Demnach hat der Maskenträger keinen Mut.
Er fürchtet sich davor, Probleme zu bekommen.
Lieber will er nicht unangenehm auffallen, will keinen Stress haben.
Die Angst des Volkes dient den Mächtigen.
Je weniger Vertrauen zu sich selbst, desto mehr Angst.
Und je mehr „Volks-Angst ", desto mächtiger die „Machthaberer ".
Wir sind vor allem Feiglinge, die schon im Vorfeld alles vermeiden, was uns Angst machen könnte.
Unser vorauseilender Gehorsam sorgt für angstvolles Angepasstsein. („Was werden denn die Nachbarn denken?")
Unter Gleichgesinnten tun wir aber so, als ob wir keine Angst hätten.
Welch armselige Kreaturen wir doch sind.

Vielleicht haben Sie schon selber bemerkt, dass Sie sich hinter ihrer Maske nicht so wohl fühlen.
Warum tragen Sie dann eine Maske?

Ja, noch unverständlicher ist für mich das Verhalten der Maßnahmen-Gegner.
Die meisten von ihnen, die mit einer Maskenbefreiung bei Demos ohne Maske spazieren, tragen beim Einkaufen im Supermarkt schön brav ihre FFP2-Maske.
Wie ist das möglich?
Die häufigsten Antworten auf diese Frage sind:
„Die Maske tut ja nicht weh."
„Maske zu tragen ist nicht so schlim. "
„Ich trage sie ja nur für den kurzen Einkauf."
„Ich glaube nicht, dass die Maske so gesundheitsschädlich ist."
„Ich möchte nicht gestraft werden."
„Es ist Vorschrift."

All diese Antworten sind Ausreden von Menschen die Angst haben – Angst vor sich selber. Menschen, die zu wenig Selbstwertgefühl haben, zu wenig Selbstbewusstsein haben und daher nicht mutig genug sind, auf sich alleine gestellt den eventuellen Unannehmlichkeiten zu trotzen.
Ihre Angst spielt ihnen einen Streich.

Ihre Vorstellung, dass Sie vielleicht böse angeschaut oder gar angesprochen werden könnten, lässt Sie die Maske aufsetzen. Lieber Maske tragen und unauffällig bleiben. Auch hier gilt: „Dazuzugehören ist alles ”. (Im Rudel fühle ich mich wohler.)

Wenn Sie zu jenen Menschen gehören, die die Maske gerne und mit großer Freude tragen, dann brauchen Sie ab hier nicht mehr weiterlesen.

Ich persönlich habe in vielen Gesprächen mit Maskenträgern niemanden getroffen, der die Maske mit Freude und Begeisterung trägt. Das Gegenteil war der Fall. Niemand trägt die Maske gerne.

Zum Nachdenken.
„Wenn ich es mir nicht erlaube, dann hast du es dir auch nicht zu erlauben.“
Sind Sie auch jemand, der so denkt?
Fällt ihnen dabei gar ihre Beziehung ein?
Warum ist die Freiheit des anderen für Sie so unerträglich?

Die Angst vor der Zivilcourage

Vorweg die Definition von „Zivilcourage“ im Duden.
Zitat:
„Mut, den jemand beweist, indem er humane und demokratische Werte (z.B. Menschenwürde, Gerechtigkeit) ohne Rücksicht auf eventuelle Folgen in der Öffentlichkeit, gegenüber Obrigkeiten, Vorgesetzten u.a. vertritt”.

Weltanschauungen, die den Einzelnen unterdrücken, waren und sind das Erfolgsgeheimnis der Unterdrücker.
Begonnen hat die moderne Unterdrückung der heutigen „neuen” Menschen in den 70er Jahren. Damals zeigte Bundeskanzler Bruno Kreisky, der sogenannte „Sonnenkönig”, wo´s und wie´s langgeht.
Damals begann die Verstaatlichung des Individuums.
Anders ausgedrückt: Der Staat führt dich an der Hand und zeigt dir den richtigen Weg, von der Wiege bis zur Bahre. Er sagt dir, was richtig und was falsch ist.

Wie sollte man so Zivilcourage entwickeln?
Heute leben wir in einer Zeit, wo die damals begonnene neoliberale Züchtung ihre Kinder frisst.
Die neuen Technologien haben es ermöglicht, jeden Staatsbürger bis ins Schlafzimmer zu verfolgen.
In einem bisher unbekannten Ausmaß hat der Staat die totale Kontrolle übernommen.
Das passierte nicht von einem Tag auf den anderen.
Das bisherige Ergebnis ist eine willfährige Bevölkerung – je jünger desto schlimmer – die sich in beängstigend kurzer Zeit an die „neue Normalität" gewöhnt hat.
Folgsam tragen wir Maske.
Folgsam halten wir Abstand.
Folgsam lassen wir uns testen.
Folgsam lassen wir uns impfen.
Noch vor kurzer Zeit völlig unvorstellbar.

„... und ich sah auf die Angst,
die so viele zur Einsicht bringt "
(Udo Jürgens, 1982 in „5 Minuten vor 12")

Täglich gewöhnen wir uns ans noch mehr Buckeln.

Heute sind wir mit überhöhter Geschwindigkeit dabei, unser letztes Tröpfchen Adrenalin zu spenden.

Der größte Wunsch der Menschen besteht darin, dazuzugehören.
Die Bestätigung für ihr krankes Ego zu kassieren. Es bedarf nur Zuckerbrot und Peitsche, und schon fühlen sich die ganz normalen Menschen wohl.
Die stärkste Kraft für diesen kollektiven Anpassungswahn sind die einfach vorgetragenen Regeln der Politik.
Nach dem Motto:
„Die Moral von der Geschicht‘:
ohne Maske geht es nicht.“
Und schon ist die überwiegende Mehrheit von dieser einfachen Regel begeistert.
Da funktioniert kein selbständiges Nachdenken, da wird keine offene Diskussion verlangt, nein, da wird nachgebetet und jede andere Meinung diskriminiert und ausgegrenzt.
Jede Pluralität wird durch Einschüchterung und Zensur ersetzt.

Jeder, der widerspricht, wird diffamiert und beschimpft.
Ohne sich selbständig informiert zu haben, wird mit größter Überzeugung nachgeplappert, was von gewissenlosen Fernseh- und Radiosprechern verlautbart wurde.
Das ist bequem und tut nicht weh.
Angenehmes wird Unangenehmen vorgezogen und so kommt es, dass man sich der mehrheitlichen Meinung anpasst. Man wähnt sich auf der sicheren Seite, wenn man tut, was alle tun.
Die Orientierung kann ja nicht so falsch sein, wenn die große Mehrheit der Bevölkerung dieser Meinung ist.
Da gibt es keinen Zweifel, da gibt es kein Hinterfragen, da ist man sich absolut sicher, dass Maskentragen sicher ist.
Wie soll sich in solch einem Klima Zivilcourage entwickeln können?
Völlig unmöglich.
Die Bevölkerung ist ja nicht einmal in der Lage, das Wort Zivilcourage zu buchstabieren, geschweige denn zu wissen, was Zivilcourage beinhaltet.

Die wörtliche Übersetzung von Zivilcourage ist Bürgermut. Das Gegenstück zu Zivilcourage ist Obrigkeitsgehorsam. Jeder Leser kann selbst bestimmen, wo er steht. Schon jetzt wird die fehlende Zivilcourage durch belohntes Denunziantentum ersetzt. Schon jetzt sind die Fremdbestimmten, die Pflichterfüller, die Ignoranten, die Wegschauer, die mutigen Vernaderer und die große Mehrheit der Schweiger unter sich.

„Das Böse braucht das Schweigen der Mehrheit."

(Kofi Annan beim 60sten Jahrestag der Auschwitz-Befreiung)

Die Angst vor dem nackten Gesicht

Haben Sie sich schon einmal gefragt, wer wir eigentlich sind, wenn wir uns hinter einer Maske verstecken müssen?
Wir können uns nicht mehr zu 100 % mitteilen.
Wir können damit nicht mehr zu 100 % leben.
Die Maske behindert und blockiert die Kommunikation.
Unser Gesicht zeigt unsere Persönlichkeit, unseren Charakter, unsere Identität.

Die Maske verhindert das Erkennen des Anderen.
Die Maske verhindert, dass wir empathisch sind.
Die Maske lässt Individualität verloren gehen.
Die Maske entmenschlicht uns.
Die Maske verändert uns.
Die Maske steht für Misstrauen.
Die Maske ist ein Zeichen der Unterdrückung.

Die Maske verhindert Offenheit, verhindert Zuwendung, verhindert ein flüchtiges, ein gewinnendes, ein verschmitztes Lächeln ...
Die Maske ist das Symbol der Unterwerfung.

Je mehr man weiß, desto weniger glaubt man. Und je mehr man glaubt, desto weniger weiß man.
Daher ist logisch, dass man umso ängstlicher ist, je mehr man glaubt.
Wie man sieht, glaubt die überwiegende Mehrheit der Bevölkerung, dass die Maske vor dem Virus schützt.
Sie weiß es nicht. Sie glaubt es.

Wie kommt es zu diesem Glauben?
Sie wissen ja, wer Geld hat, hat Macht, und wer Macht hat, hat recht.
Was als Wahrheit gelten soll, wird in den oberen Stockwerken von den Mächtigen festgelegt.
Die Mächtigen, das sind die internationalen Finanz-Experten, Industrielle, Wissenschaftler und Politiker.
Sie sagen was ist und wie es sein soll.
Eben die Wahrheit.

Diese „Wahrheit" wird mit Hilfe von Fernsehen, Radio und Zeitungen sehr einfach präsentiert, in Bildern und Grafiken, unter Mitwirkung von irgendwelchen dümmlichen Promis oftmals wiederholt, immer wieder neu behauptet und mit großem TamTam ins Erdgeschoß gebracht. Dort warten die auf Rettung Hoffenden schon sehnsüchtig auf die neuen Wahrheiten.
Die neue Wahrheit ist:
Ein nacktes Gesicht ist gefährlich.
Demnach ist ein bedecktes Gesicht Lebens-Schutz und damit heldenhaft. Das bedeckte Gesicht spiegelt die Macht der Solidarität mit den Mächtigen. Die Mächtigen freut das. Um ihre Vorhaben durchzusetzen – was immer sie auch vorhaben – unterstützen sie die Solidarischen in „ihrer" Meinung. Daraus folgt, dass die Nicht-Maskenträger Gefährder sind.
Das heißt, nackte Gesichter bringen den Tod.
Wer Gesicht zeigt, tötet.
Mit diesen wahnhaften, falschen Informationen wird die Massenangst immer weiter geschürt.

Dieses Schüren der Angst wird von den Regierenden ausschließlich zur Durchsetzung ihrer eigenen Interessen betrieben. So werden die Menschen abhängig und leicht manipulierbar.
Die menschenverachtende Spaltung der Gesellschaft schreitet immer schneller voran.

Das Virus wird von den Regierenden gebraucht. Ihre Macht und ihr Überleben hängt von der Existenz dieses Virus ab. Ohne herbeigeredete Pandemie gäbe es lebenslange Haft für die Regierenden. (Wird nicht passieren.)
Je besser dieser Schmäh verkauft wird, desto billiger der Machterhalt.
Das Virus ist schuld und berechtigt dazu, Gehorsam und Unterwerfung einzufordern.
Alle nicht regierungs-konformen Wissenschaftler, Ärzte, Rechtanwälte, Künstler werden von den Machthabern gemobbt, ausgegrenzt und diffamiert.
Wer Gesicht zeigt, wird bedroht, bestraft, eingesperrt und in naher Zukunft vielleicht sogar getötet werden.

Die Angst vor dem Virus

Ja, das Corona-Virus ist gefährlich.
Nicht so gefährlich, wie Sie vielleicht glauben, aber man kann daran auch sterben.
Ähnlich wie beim Grippevirus.
Aber die Gefährlichkeit, die das Virus heute hat, hat es erst durch die Menschen bekommen.
Die Menschen übertreffen sich an Naivität, glauben alles, was von „oben" kommt und befolgen untertänig alle aufgestellten Behauptungen der „Experten ".
Nach Bekanntwerden des neuen Virus im Vorjahr wusste man nicht so recht, ob es sich um ein gefährliches Virus oder um ein eher ungefährliches Virus handelt.
Sehr schnell wurde von Experten und Politikern prophezeit, dass es sich um ein Killervirus in noch nie gekanntem Ausmaß handelt. In Österreich werde es hunderttausende Tote geben. Das Gesundheitssystem werde kollabieren.
Die Wirtschaft würde zusammenbrechen.
Die Apokalypse stünde vor der Tür.

Diese zweckerfüllenden Prophezeiungen wurden schon zu einem Zeitpunkt gemacht, an dem sie noch nichts wussten. Immerhin gab es aber schon namhafte Virologen, die beherzt Entwarnung gaben. Zuvor gab es ja Ebola, Schweinepest, Vogelgrippe; auch das Corona-Virus ist seit Jahrzehnten bekannt.
Und schon damals wurde der Pandemie-Trick probiert. **Ohne Erfolg.**

Auch jetzt wird täglich in den Medien systematisch Angst verbreitet. Diese vorerst reale Angst wandelte sich sehr schnell zu einer krankhaften Angst.
Obwohl kurze Zeit später klar war, dass es sich um kein „Killervirus" handelt, verordneten die Regierenden einschneidende Maßnahmen, um noch mehr Angst zu produzieren.
Auch jetzt, nach fast zwei Jahren angeblicher Pandemie, setzen die Regierenden weiter auf Angstmache.
Mit Erfolg.
Südafrika-, Brasilien-, Indien-, Tirol-, Nordpol- oder ...-Variante werden folgen.

Und es werden noch viele andere, sehr gefährliche Varianten kommen.
(z.B. Montags-, Hutträger-, Kino-, Wein-Variante ...)

Die überwiegende Mehrheit der Menschen trägt Maske, hält Abstand, lässt sich testen, hat das Gefühl, dass man da „durch muss".
Was ist ein „Durchmussgefühl "?
Ist das ein Gefühl der unbewussten Mundhalterei?
Ein Gefühl, dass man eh nichts machen kann?
Ein Gefühl der Enge?
Ein Gefühl, dass man doch *muss*?
Hier drängt sich der Verdacht auf, dass die Angst vor einem gefährlichen Virus die wirklichen Interessen der Regierenden vertuschen soll.

Einfach zum Nachdenken.
Eine kleine Gemeinde in Niederösterreich. Die Mutter einer Freundin von mir verstarb mit 94 Jahren an Altersschwäche. Der Bürgermeister kontaktierte meine Freundin und bot ihr an, die Begräbniskosten zu

übernehmen „wenn wir sie als Corona-Tote eingraben dürfen".

Liegt da nicht der Verdacht nahe, dass die Panikmacherei der Regierenden ein bewusstes Ablenkungsmanöver sein könnte, um die Durchsetzung ganz anderer Vorhaben zu ermöglichen? Könnte es sein, dass die Pandemie systematisch inszeniert wurde?
Würde es ihnen wirklich um die Gesundheit der Bevölkerung gehen, müssten die Medien voll mit guten Tipps sein, wie man erst gar nicht an dem Virus erkrankt.
Tun sie aber nicht, das Gegenteil ist der Fall. Die Maßnahmen machen krank.

Schon an dieser Stelle möchte ich Ihnen empfehlen: Gurgeln Sie, beovr Sie das Haus verlassen, ungefähr eine halbe Minute mit verdünnter Betaisodona-Lösung und benetzen Sie Ihre Augenlieder und Ihre Naseneingänge damit.
Schon allein dadurch würde es wesentlich weniger Erkrankungen geben. Mehr Tipps weiter hinten.

Solche Tipps für die Bevölkerung wären eigentlich Aufgabe des Gesundheitsministers. Aber weil es den Regierenden nicht um die Gesundheit geht, gibt es auch keine vorbeugenden Maßnahmen-Verkündungen. So weit, so nachlässig.

Ist das Virus wirklich ein Killervirus?
Nein, ist es nicht. Vereinfacht ausgedrückt: 95 % haben keine oder nur leichte Symptome. 5 % haben mittelschwere bis schwere Symptome. 0,15% sterben **an oder mit** Corona. („An oder mit" ist in etwa so, wie wenn Ihnen ein Arzt sagen würde, Ihre Oma starb an Herzinfarkt oder Blinddarmdurchbruch.)
Tot ist tot.
Das Durchschnittsalter der Verstorbenen liegt bei 82 Jahren.
Noch einmal. Von 100 Personen, die an Covid erkranken, haben 95 Personen keine oder leichte Symptome, 5 Personen haben mittelschwere bis schwere Symptome und von 1500 (eintausendfünfhundert) erkrankten Personen stirbt 1 (eine) Person.

Durchschnittsalter 82 Jahre, **an oder mit** Corona.
Beurteilen Sie selber, ob es sich hierbei um ein Killervirus handelt.
Nicht unerwähnt darf bleiben, dass es bis heute keinerlei anerkannte Kriterien für die Beurteilung eines „Todes durch Corona " gibt und dass das Tragen einer FFP2-Maske „auch nach erfolgter Impfung Pflicht ist".

Berechtigte Real-Angst kann man aber bekommen, wenn man den Ausführungen der irischen Immunologin und Molekularbiologin Prof. Dr. Dolores Cahill vom 5. Jänner 2021 über die Impfung folgt: *„Die Impfstoff-mRNA geht in die körpereigenen Zellen und produziert dort das Spike-Protein des Coronavirus. Wenn Menschen einige Monate nach der Impfung mit natürlichen Corona-Viren in Kontakt kommen, könnte ihr Immunsystem in vielen Fällen mit einem tödlichen Zytokinsturm reagieren. Denn SARS-Viren vermehren sich sehr schnell. Wenn Monate nach der Impfung ein natürliches Corona-Virus zirkuliert, aktiviert dieses das Immunsystem,*

welches die selbst produzierten Spike-Proteine als Gefahr erkennt."
(5. Jänner 2021)

Vereinfacht ausgedrückt: Jeder, der sich freiwillig impfen lässt, schaufelt sich womöglich freiwillig sein eigenes Grab.

So weit, so freiwillig.

Alle Masken sind gefährlich

Ich gehe davon aus, dass Sie nicht wissen, dass, um eine FFP2-Maske tragen zu dürfen, Sie sich vorher einer medizinischen Untersuchung stellen müssten. (siehe DGUV Regel 112-190)
Die Untersuchung sieht eine Prüfung der Lungenfunktion, des Blutdrucks, eine Blut- und Urinuntersuchung, eine Anamnese und eine körperliche Untersuchung vor.

Die Maske sollte uns Sicherheit geben. Offensichtlich handelt es sich dabei aber nur um Scheinsicherheit.
Wie sonst wäre es möglich, dass etwa 90 % aller Erkrankten FFP2-Maskenträger sind?
Wie sonst wäre es möglich, dass sowohl schwere Corona-Fälle als auch andere Atemwegsinfekte bei Maskenträgern weit häufiger auftreten als bei jenen Menschen, die keine Maske tragen?
Eine Studie mit tausenden von Personen während einer Pilgerreise nach Mekka ergab mehr Atemwegsinfektionen in jener Gruppe, die ständig Masken trug.

Unter der Maske kommt es zu einer Vermehrung von Viren, Bakterien und Pilzen. Logisch, dass dabei gesundheitsschädliche Keime eingeatmet werden.
Ich denke, das wissen auch Sie.
Außerdem sollte man über die Inhaltsstoffe einer FFP2-Maske Bescheid wissen.
Das Hamburger Umweltinstitut gibt an, was. die aus Polypropylen-Fasern hergestellte Maske beinhaltet:

- Klebestoffe
- Bindemittel
- Antioxidantien
- UV-Stabilisatoren
- Formaldehyd
- Künstliche Duftstoffe
- Flüchtige organische Kohlenwasserstoffe

Die amerikanische Gesundheitsbehörde CDC (Centers for Disease Control and Prevention) bestätigt, dass die Häufigkeit von Atemwegs-Infektionen mit Häufigkeit und Dauer des Maskentragens zunimmt.
Die DGKH (Deutsche Gesellschaft für Krankenhygiene) hat am 31. März 2021 in einer Stellungnahme die FFP2-Maskenpflicht

abgelehnt, weil diese *„mehr gefährdet als dass sie nützt“.*
Das Schweizer Bundesamt für Gesundheit am 6. März 2021 zur FFP2-Maske:
„Auch in der aktuellen Situation mit der Ausbreitung der neuen Virusvarianten empfehlen war momentan für den privaten Gebrauch keine Atemschutzmasken, wie beispielsweise FFP2-Masken.“
„Die unter den Masken gemessenen CO_2-Werte überschreiten die Normwerte für die Raumluftqualität in Schulgebäuden und sogar die zugelassenen Werte am Arbeitsplatz ”. (unabhängige italienische Studie)
Insgesamt gibt es über 50 internationale Studien, die zum Ergebnis kommen, dass durch das Tragen einer Maske die psychischen und körperlichen Schäden völlig unkalkulierbar sind.
Und: **Weltweit gibt es keine einzige Studie,** die die Unbedenklichkeit des Maskentragens untermauert.

Der gerichtlich beeidete Wiener Gutachter Dr. Helmut Traindl kommt in einer Studie

vom 24. März 2021 zum Ergebnis, *" dass durch das Tragen einer FFP2-Maske kein Virenschutz gegeben ist ".*
Dr. Traindl weiter:
"Erhöhter Kohlendioxid-Gehalt in der eingeatmeten Luft"
Beim Tragen von FFP2-Masken, in etwas geringerem Ausmaß bei Mund-Nasenbedeckungen (OP-Masken, „community"-Masken) kommt es im Zuge des Ausatmens zu einer Ansammlung von Kohlendioxid im Totraum der Maske. Die sich im Totraum der Maske angesammelte Kohlendioxid-belastete Luft wird mit dem nächsten Atemzug rückgeatmet. Zusätzlich dazu kommt es durch den erhöhten Atemwegswiderstand zu einer Steigerung der Atemarbeit. Das Atemvolumen und die Ausatemgeschwindigkeit werden beeinträchtigt. Eine mögliche Folge ist die Überlastung und Ermüdung der Atemmuskulatur, verbunden mit einer Änderung des Atemrhythmus. Je höher der Widerstand, umso höher ist die Atemarbeit, um den Gasaustausch zu gewährleisten. Letztlich kommt es auf Grund des erhöhten

Atemwiderstands zu einem erschwerten und verringerten Abatmen des in der Lunge im Zuge des Gasaustauschs gebildeten Kohlendioxids.

Erhöhter Kohlendioxid-Gehalt im Blut

Der erhöhte Kohlendioxid-Gehalt in der eingeatmeten Luft führt zu einer Erhöhung des Kohlendioxid-Gehalts im Blut („Hyperkapnie"). Die Folge ist eine Verringerung des pH-Wertes im Blut (Übersäuerung, „respiratorische Azidose"). Der Körper versucht die Übersäuerung durch die Nieren auszugleichen. Eine akute oder sich verschlechternde Azidose führt zu einer höheren Atemfrequenz, Kopfschmerzen, Verwirrung, Atemnot, Blutdruckanstieg und Schwindel. Es kann sogar zum Koma („CO_2-Narkose") kommen. Kohlendioxid hat außerdem eine gefäßerweiternde Wirkung. Es kommt allerdings nicht zu einem Blutdruckabfall, da eine Kompensation durch die Stresshormone Adrenalin und Noradrenalin, die beide eine gefäßverengende Wirkung haben, erfolgt. Beim Tragen von Masken kommt es zu einer Überproduktion dieser Stresshormone im

Körper. Stresshormone schwächen das Immunsystem.
Weiters muss beim Tragen der FFP2-Masken mit einer Belastung von Mikrofaser-Partikeln gerechnet werden, die sich vom Masken-Vlies lösen, eingeatmet werden und sich in der Lunge festsetzen können. Diese Belastungen werden im Arbeitsschutz als „Faserstäube“ bezeichnet. Sie können bei einer Länge von > 5µm, einem Durchmesser von < 3µm und bei Überschreitung eines Länge-Durchmesser-Verhältnis von 3:1 in die tieferen Atemwege eindringen.
Da die Größe des SARS-CoV2-Virus nur ein Hundertstel der Porengröße des Gewebematerials der FFP2-Masken beträgt, ist die FFP2-Maske für dieses Virus in beiden Richtungen durchgängig. Die in der Norm EN 149 durchgeführten Prüfungen können auf Grund der Größe der verwendeten Aerosole keine relevanten Aussagen über einen Virenschutz bieten. Auch in Herstellerangaben wird kein Schutz vor Viren durch FFP2-Masken angegeben. Die WHO musste im Jänner 2021 zugeben, dass die Gefährlichkeit von COVID-19 der einer

saisonalen Grippe entspricht. Hygienemaßnahmen, wie sie in den letzten Jahrzehnten erfolgreich bei den saisonalen Grippewellen angewendet wurden, wären also ausreichend. Alles andere ist daher unverhältnismäßig! Es soll hier offensichtlich unterschwellig Angst erzeugt werden. Dies ist kontraproduktiv, da Angst das psychische Befinden schädigt und dadurch auch negative körperliche Auswirkungen möglich sind.

Wer heute noch glaubt, dass es der Regierung um die Gesundheit der Bevölkerung geht, irrt ganz gewaltig.
Ihr Motto „Wir schützen uns und andere " ist nichts weiter als eine Lüge.
Ihre Slogans „Masken tragen bedeutet Solidarität" und „Die Maske bringt uns die Freiheit" gipfeln in der Verordnung vom 25. Jänner 2021, die da lautet: **"...die Pflicht, eine FFP2-Maske zu tragen, gilt auch für genesene und geimpfte Personen".**
Maske auf ewig?

So weit, so solidarisch.

Besonders perfide: Maske für Kinder

Vorweg das Urteil des Weimarer Familiengerichts vom 8. April 2021.
Der Richter führt aus: *„Eine solche Gefährdung liegt hier vor. Denn die Kinder werden insbesondere durch die Pflicht, während der Schulzeit Gesichtsmasken zu tragen und Abstände untereinander und zu weiteren Personen einzuhalten, in ihrem geistigen, körperlichen und seelischen Wohl nicht nur gefährdet, sondern darüber hinaus* ***schon gegenwärtig geschädigt****. Dadurch werden zugleich zahlreiche Rechte der Kinder und ihrer Eltern aus Gesetz, Verfassung und internationalen Konventionen verletzt. Das gilt insbesondere für das Recht auf freie Entfaltung der Persönlichkeit und auf körperliche Unversehrtheit aus Artikel 2 Grundgesetz sowie für das Recht aus Artikel 6 Grundgesetz auf Erziehung und Betreuung durch die Eltern."*

Einige Wochen nach dem Urteilsspruch des Richters bekam dieser von der Polizei Besuch.

Seine Wohnung und sein Büro wurden durchsucht, sein Handy und sein PC beschlagnahmt.
Ganz nach dem Motto Mao Tse Tungs: „Bestrafe einen, erziehe hundert.“

Wenn das Tragen einer FFP2-Maske schon für Erwachsene gesundheitsschädlich ist – um wieviel schlimmer muss es dann erst für Kinder sein?
Wenn schon die Mehrheit der Bevölkerung nicht weiss, dass das Tragen von Masken gesundheitsschädlich ist, wie sollen es dann die Kinder wissen?
Der Maskenhersteller 3M schreibt, dass er in einigen Ländern keine Masken für Kinder anbietet, da diese für Erwachsene ausgelegt sind und dass die missbräuchliche Verwendung einer Atemschutzmaske **Krankheit oder Tod zur Folge haben kann.** (Atemschutz – FAQ Allgemeine Öffentlichkeit, 2020)
Niemand kennt die körperlichen Schäden, die die Masken bei 6jährigen hinterlassen werden.

Niemand kennt die körperlichen Schäden, die die Masken bei 16jährigen hinterlassen werden.
Niemand weiß, wie sich die körperlichen Schäden zwischen Buben und Mädchen manifestieren werden.
Niemand schert sich um eventuelle Vorerkrankungen.
Ganz zu schweigen von den psychischen Erkrankungen in naher Zukunft.
Kein korrupter Gesundheitsminister, kein höriger Mediziner und kein dressierter Lehrer kann das Risiko bestimmen, das durch diese staatliche Nötigung eingegangen wird.
Ja, ich möchte noch einen Schritt weiter gehen. Jede und jeder der bei diesem staatlich verordneten Kindesmissbrauch mitmacht, unterstützt ein kriminelles Massenexperiment an Kindern.
Dass Kinder in der Schule sogar beim Sport zum Tragen der Maske gezwungen werden, ist absichtliche schwere Körperverletzung.
Die Pädagogen begehen hiermit einen schweren strafbaren Tatbestand.

Es ist für mich unbegreiflich, wie sorglos, bequem und brutal Eltern sind, die ihre Kinder zum Tragen einer Maske zwingen. Mehr noch. Sehr vielen Kindern wurde auf manipulative Weise beigebracht, dass sie für den Tod von Opa und Oma verantwortlich sind. Eine nicht selten gehörte Bemerkung. „Nur wegen den Jungen müssen wir sterben."
Die Wahrheit ist:
Nicht die Kinder sind es, die die Erwachsenen anstecken, sondern die Erwachsenen sind es, die die Kinder anstecken.
Die jetzt schon vorhandenen psychosozialen Auswirkungen bei Kindern und Jugendlichen sind nicht zu übersehen. Wahrnehmbare Minderwertigkeitsgefühle, mangelnde Lernbereitschaft, zerstörte Freundschaften, vermehrte Aggressionen, Apathie, Denunziantentum in der Klasse, Depressionen.
So werden aus bisher unauffälligen lernbegierigen Kindern
gebrochene, desinteressierte Kinder.
Sie leiden an Bauch-und Kopfschmerzen, vor allem an Einschlafstörungen, sie weinen

scheinbar grundlos, wollen nicht zur Schule, gehen aber dann doch hin, weil sie ihre Freunde sehen wollen.
Dass die meisten dieser Kinder viele Jahre später an schweren psychischen Schäden leiden werden, ist gewiss. Ja, und es ist sogar zu befürchten, dass sich bei Kleinkindern Sprachdefizite wegen der Nuschelei der Erwachsenen durch die Maske manifestieren.
Nicht unerwähnt sollte bleiben, dass es Kinder mit Behinderungen noch viel härter trifft.

Die verordneten Zwangsmaßnahmen verstärken bei Kindern deren Minderwertigkeitsgefühle und machen aus ihnen letztlich gefügsame, willfährige Erwachsene. Darum muss die Angst weiter geschürt werden. Nur über die Verbreitung von Angst sind die menschenverachtenden Maßnahmen möglich.

Für die pubertierenden Jugendlichen zwischen 13 und 18 Jahren war bis vor Corona die Selbstfindung vordergründig. In

der Schule waren sie gefordert, an ihrer Ausbildung teilzuhaben und an ihrem „Weiterkommen" zu arbeiten. Seit Einführung der Zwangsmaßnahmen ist mit den Halbwüchsigen nicht mehr viel los.
Völlig vertrottelt hält sich die überwiegende Mehrheit völlig angepasst an die Maßnahmen.
Mehr noch. Jede und jeder verkörpert die Maßnahmen. Sie sind eine wesentliche Stütze für die Verordner der Zwangsmaßnahmen. Sie werden noch eine wesentliche Rolle bei der weiteren negativen Entwicklung der Gesellschaft spielen.
Aufgewachsen unter der Fuchtel sorgloser Eltern, dafür aber mit einer immer inniger werdenden Beziehung zu den elektronischen Medien, zeigen sie bei jeder Gelegenheit den erhobenen Finger beim Erblicken eines Nichtmaskenträgers. Sie finden Gefallen am freiwilligen „sich beugen".
Sie nehmen offenbar nicht wahr oder wollen nicht wahrhaben, dass die Zwangsmaßnahmen eine Kriegserklärung an ihre psychische Integrität sind.
Übrig bleibt die digitale Integrität.

Jugendliche merken nicht, dass sie geplant auseinanderdividiert werden.
Fehlende Empathie, Verirrtheit und Aggressionsstau münden in Sachzerstörung, Denunziantentum und in naher Zukunft möglicherweise zu gefährlichen Amokläufen.
Die Mehrheit der Jugendlichen leidet wegen der Maßnahmen an Frustrationen, Ausweglosigkeit, Depressionen bis hin zum Selbstmord.
„16 Prozent haben suizidale Gedanken."
(Prof. Christoph Pieh, Universität Krems am 2. März 2021)
Was bleibt, ist ihre ungebrochene Liebe zum Smartphone. Zur Zeit täglich fünf Stunden. Tendenz steigend.
Ergebnis: Die Häufigkeit der psychischen Beschwerden vermehren sich auf ein Vielfaches.
Die heutige Jugend zeichnet sich durch viel totes Google-Wissen und durch Unterwürfigkeit aus.
Ich denke, sie findet großen Gefallen an ihrer algorithmischen Zukunft. Dazu wird ihnen der digitale Impfnachweis auf biometrischer Basis die nötige Sicherheit geben.

Anders ausgedrückt: Sie werden ihren großen Bruder lieben.

Ob bis an ihr Lebensende? Wer weiß.

Die schweigenden Ärzte

Sie schweigen, sie schweigen, sie schweigen.

Die Zahl der abgesagten oder verschobenen
Operationen.
Schweigen.

Vermehrte Herzinfarkte und Schlaganfälle
aus Angst vor Ansteckung im Krankenhaus.
Schweigen.

Die abgesagten Folgebehandlungen bei
Krebstherapien.
Schweigen.

Tausende ausgefallene Vorsorgeuntersuchungen.
Schwere Erkrankungen übersehen.
Schweigen.

Der sprunghafte Anstieg von psychischen
Erkrankungen, von Depressionen.
Schweigen.

Die dramatische Zunahme der Suizide.
Schweigen.

Das im Stich lassen alter, pflegebedürftiger Personen.
Schweigen.
Auch die Kirche schweigt dazu.

Dramatischer Anstieg von Angststörungen.
Schweigen.

Offenbar ist das opportunistische Schweigen der Ärzte ein nicht wegzubringendes Überbleibsl-Virus aus der Kaiserzeit.
Für die heute aktuelle Situation ist es vielleicht nützlicher, sich die erbärmliche Rolle der österreichischen Ärzteschaft währende der Nazizeit zu vergegenwärtigen.
80 % waren bei der NSDAP.
(des is ned laung her)

Jetzt, in der Gegenwart, stehen die Ärzte an der Front und werden von der Pharmaindustrie und der Politik massiv unter Beschuss genommen.
Dabei geraten sie in einen inneren Konflikt.
Sie für ihr Schweigen zu entschuldigen ist meines Erachtens aber nicht angebracht.
Ganz im Gegenteil. Gerade heute wäre für

viele Ärzte die historische Chance vorhanden, sich zu emanzipieren. Ein Zusammenschluss aller unzufriedenen Ärzte würde das Aus der reaktionären Ärztekammer bewirken.
Aber lieber schweigen sie.

Es gibt zu viele Mediziner und immer weniger Ärzte.

Ich schrieb zu Beginn des Buches, dass jeder Arzt eine Maskenbefreiung ausstellen müsste.
Ein Nicht-Ausstellen würde einen strafbaren Tatbestand darstellen.
Die österreichischen Ärzte wissen, dass das Tragen von Masken die Gesundheit schädigt.
Sie wissen um die physiologische und mikrobiologische Problematik enganliegender Masken.
Und trotzdem finden sich in der österreichischen Ärzteschaft nur ganz wenige Ärzte, die den Mut haben, gegen die Maskenpflicht aufzustehen und Maskenbefreiungen auszustellen.

Ich denke, das Ausstellen eines falschen Maskenbefreiungsattest ist ganz und gar unmöglich.
Die Maske ist gesundheitsschädlich.
Punkt. Aus.
Das ist Sache der Ärzte, nicht der Ärztekammer, und schon gar nicht Sache der Politiker.
Keine Regierung hat das Recht, medizinische Sachverhalte als politische Angelegenheit zu erklären.
Die mit Berufsverbot belegten und mit Strafanzeigen konfrontierten Ärzte werden von der Ärztekammer als Kriminelle bezichtigt, deren Funktionäre fordern ihre Kollegen und Patienten zur Denunziation auf. Gegen wie viele Ärzte ein Disziplinarverfahren anhängig ist, hält die Ärztekammer geheim. Es ist für mich völlig unverständlich, dass ein Arzt, der seine Meinung frei medial äußert, durch die Ärztekammer mit einem Berufsverbot belegt werden kann.
Nur weil er seine persönliche Meinung äußert, die sich nicht mit der Meinung der Ärztekammer deckt, wird seine Existenz

zerstört. Er kann als Arzt nicht mehr praktizieren.
Wo bitte leben wir?
Dass bei diesen Zuständen die Mehrheit der Kritikfähigen den Mund hält, liegt nahe, ist sogar verständlich, aber trotz allem nicht zwingend notwendig.

Ich kann den davon betroffenen Ärzten vor allem empfehlen, sich dagegen offensiv zu wehren. Vor allem in ihren Heimatgemeinden bzw. im Umkreis, und nicht daheim sitzend auf ihren Verteidigungs-Auftritt bei der Kammer bzw. bei Gericht zu warten.

Heute wäre es für die Ärzte dank des hohen Ansehens ihres Berufstandes sehr einfach, Aufklärungsarbeit zu leisten. Sie haben es in der Hand, einer falsch und desinformierten Bevölkerung zu helfen. Es wäre die allererste Aufgabe der Ärzte, den Kindern und ihren verängstigten Eltern beizustehen. In der Bevölkerung gibt es einen völlig falschen Eindruck über die Gefährlichkeit des Virus. Die Pflicht der Ärzte wäre die Beratung, die

Aufklärung ihrer Patienten und nicht den Empfehlungen der Pharmaindustrie Genüge zu leisten. Das Tanzen nach der Pfeife von pensionsreifen Chefärzten sollte nicht Leitlinie bei der Erfüllung politischer Vorgaben eines selbst kränkelnden Gesundheitsministers sein.
Es darf nicht sein, dass sich Ärzte als billige Handlanger einer Gesundheits-Diktatur hergeben.
Leider ist es aber so.

Wie sonst sollte man folgende Ärzte-Bemerkungen deuten, die mich nicht sonderlich überraschten:

„Wenn ich mir im Supermarkt eine Maske aufsetzen muss, was ist schon dabei, daran kann ich nicht sterben ".

„Ohne triftigen Grund würde ich nie eine Maskenbefreiung ausstellen ".

„Es ist schlimm, dass es Kollegen gibt, die ihre Patienten ohne Maske empfangen."

„Ganz unter uns – ich bin auch nicht gegen Zecken geimpft, verabreiche diese Impfung aber. Das ist mein Job. Genauso halte ich das bei der Covid-Impfung."

Die Oberärztin Dr. Barbara Yaffe, eine der höchsten Gesundheitsbeamten Kanadas, hat das bei der Corona-Konferenz in Ontario getoppt, indem sie zu ihrem Kollegen Dr. David Williams bei vermeintlich ausgeschaltetem Mikrofon sagte:
„Ich weiß nicht, warum ich all diese Dokumente mitbringe. Ich sehe sie mir ja nie an. Ich sage einfach was sie wollen ".

So weit, so kollegial.

Die Gräben werden tiefer

Auf einem hochgelegenen, spärlich belegten Parkplatz, bei Postkartenwetter in den steirischen Ostalpen.
Eine etwa 60jährige Frau spricht eine zirka 40jährige Maskenträgerin an.
„'tschuldige, warum trägst du da heroben in der frischen Luft eine Maske?"
„Des is schon mein Kaffee."
„Aah, mit dem falschen Fuß aufgestanden."
„Na, oba wahrscheinlich san Se ane von den Verschwörerinnen, sonst würdn'S mi ned so bled fragen."
„Naa, bin i ned. I bin do, um die Sonne zu genießen und nebenbei taugt des mein' Immunsystem."
„Mochns wos Sie wollen aber lossn'S mi in Ruah."
„Mi würd wirklich interessieren, wos du so über die Maske weißt."
„Ich weiß genug, da brauchen wir uns nicht mehr weiter zu unterhalten."
„I wünsch da heute noch viel Spaß mit deina Maskn."
Sie gingen auseinander.

Ich denke diese Begegnung zeigt sehr deutlich, wie weit die Spaltung der Bevölkerung schon vorangeschritten ist.
Von beiden Seiten.
Oftmals habe ich beobachten können, wie unversöhnlich und besserwisserisch die Befürworter der Maßnahmen sich verhalten.
Einige Male widerfuhr mir Ähnliches, trotz Zurückhaltung und Samtstimme. Die rapid zunehmende Kommunikationsverweigerung der Maskenträger lässt mich Schlimmes befürchten.
Sie versymbolisieren für mich den Spruch: „Die haben die Gscheidheit mit dem Löffel gefressen."
Mir scheint, dass vor allem seit Einführung der FFP2-Maskenpflicht die verlautbarten Einhaltungs-Regeln der Regierung folgsamer als je zuvor eingehalten werden.
Immer unverschämter, immer aggressiver, immer zwingender fordern sie von den Nicht-Maskenträgern, ihre Verweigerung zu unterlassen, ansonsten etwas „passiert".
Unterstützt werden sie dabei täglich von den Medien. Die tätlichen Angriffe häufen sich.

Vor allem in Einkaufszentren, in öffentlichen Verkehrsmitteln ...
Wie ich aus meinem Bekanntenkreis vernehmen kann, sind so gut wie alle der Meinung, dass jeder selber entscheiden sollte, ob er nun eine Maske tragen will oder nicht. Was uns alle aber auch verbindet ist, dass wir uns von den Maskenträgern nicht zum Tragen von Masken nötigen lassen wollen.
Erst durch Einschüchterung und Strafen wurden die neuen Gebote für die Maskenträger zur Religion. Statt dem Sünder ist es jetzt der Verweigerer.
Die Mehrheit der Bevölkerung entwickelt für mich ein „Massengefühl", das die Kritikfähigkeit lähmt. Sie sind leichtgläubig, verallgemeinern hysterisch Einzelfälle und sind empfänglich für einfache emotionale Botschaften. Sie unterscheiden immer weniger zwischen Persönlichem und Sachlichem.
Für logische Argumente haben sie kein Ohr mehr, dafür schlägt ihre Intoleranz beharrlich Purzelbäume und die

Herrschsüchtigkeit verleitet zum „sich die Finger schlecken.“
Direkt fanatisch beten sie nach, was ihnen die vermeintlichen Heilsbringer verkünden.
Es ist zu befürchten, dass sich dieser Zustand weiter zuspitzen wird.
Das notwendige Miteinander könnte sich schon in naher Zukunft in verfeindeten gewaltsamen Gruppierungen aufsplittern.
Die tägliche Vertiefung der gesellschaftlichen Gräben ist unübersehbar.
Mit stündlichen Falschmeldungen und Horrorbildern wird systematisch Angst verbreitet.
Es wird ein Szenario dargestellt, das nicht der Realität entspricht.
Werden wir vorsätzlich getäuscht?
Kann das sein?
Das Virus als Ablenkungsmanöver?
Sind wir zu unkritisch?
Zu feige, um zu hinterfragen?
Wo sind die hunderttausend Toten?
Die angeblich überfüllten Krankenhäuser?
Die angebliche Übersterblichkeit?
Noch hat jeder die Möglichkeit, die angeblichen Wahrheiten zu überprüfen.

Ich schlage ihnen vor, tun Sie es, bevor diese Möglichkeit durch Zensur verunmöglicht wird.

So weit, so gut gemeint.

„wenn i wos zum Redn hätt'“
Stellen Sie sich folgendes Szenario vor.
Sie hätten das Sagen.
Wenn Sie das Sagen haben, müssten Sie zuallererst ihre Gegner schwächen.
Sonst haben Sie bald nichts mehr zu sagen.
Dazu müssten Sie folgendes machen.
Sie müssten den Menschen Angst einjagen, Sie müssten sie isolieren, Sie müssten dafür sorgen, dass sie ein schlechtes Gewissen haben, wenn sie sich treffen, sie müssten danach trachten, dass Jung, Alt, Groß, Klein, Dick, Dünn ... gespalten werden, dass sich die Menschen gegenseitig Vorwürfe machen, dass sie „freiwillig“ Maske tragen, dass sie mit dem Finger auf die Nicht-Maskenträger zeigen, dass sie „verstehen”, warum ihre geliebten Großeltern einsam sterben mussten.

Damit werden Sie erfolgreich sein.
Denn nur dann, wenn es Ihnen gelingt, dass die Menschen genug Angst haben, wird ihr nicht mehr funktionierendes Immunsystem sie in physisch-psychisch Verkrüppelte und willenslose Heil-Sager verwandeln.

So weit, so wie jetzt.

Die gefährliche Gastronomie

Mein Lieblingswirt – überzeugter Maskenträger – hat mich Anfang Jänner 2021 gefragt: „Was glaubst du, wann wir wieder aufsperren? ”
Ich antwortete: „Ende Mai, Anfang Juni.”
Er: „Du spinnst!”
Ich: „Naa, i spinn ned, ich weiß es.”
Er: „Moch de ned so wichtig, spätestens am 1. April is‘ offen.“

Als Wirtshaus-Fetischistin hätte ich den 1. April lieber genommen. Aber, auch nach angekündigter Öffnung am 19. Mai werde ich verzichten müssen.
Wahrscheinlich gibt es Testpflicht, Registrierungspflicht und Maskenpflicht.
Wer bitte geht mit Maske ins Wirtshaus?
Ja, die Gastronomie ist tatsächlich gefährlich.
Nein, nicht was Sie glauben.
Nein, nicht wegen der Ansteckungsgefahr.
Nein, die Gastronomie ist gefährlich, weil Sie da hingehen, um mit Freunden zu plaudern.

Das Virus verbietet mit Freunden zu plaudern.
Das Virus verbietet, sich mit Freunden zu treffen.
Das Virus verbietet Kommunikation.
Und weil Sie dort im Kaffeehaus, im Wirtshaus, im Hotel kommunizieren würden, ist das gefährlich.
Kommunikation ist das Gefährlichste für das Virus.
Sie haben ja in letzter Zeit oftmals gehört, dass es uns Menschen ohne Kommunikation gar nicht mehr geben würde. Vor allem in schwierigen, bedrohlichen Zeiten war die Kommunikation das Wichtigste für das Überleben der Menschen.
Ich denke, gerade jetzt in dieser Zeit, wo die Menschen Maske tragen müssen und alle anderen Einschränkungen kritiklos hinnehmen sollen, ist es besonders wichtig, dass die Menschen miteinander kommunizieren. Ein schöner Platz dafür ist eben das Wirtshaus, der Gastgarten, die Alm-Terrasse, das Strandcafe ...
An dieser Stelle muss ich noch einmal daran erinnern, dass es in der Gastronomie noch

nie einen Cluster gegeben hat. Und auch daran, dass es sich nicht um ein Killervirus handelt. Warum sind dann die Gasthäuser geschlossen? Seit Oktober 2020 sind sie schon zugesperrt. (Rund 30 % werden nie mehr aufsperren können.)
Ganz einfach. Die sind zugesperrt, weil dort Kommunikation stattfinden würde.
Und das ist gefährlich. Nein nicht für Sie, für die anderen.

Die neueste ORF-Meldung vom 15. April 2021.
„Seit vier Wochen hat die Gastronomie in Vorarlberg wieder offen. Bisher hat es keinen einzigen Coronavirus-Fall gegeben."

Die Verschwörer

„Außerdem – schwäche das Immunsystem der Menschen, indem sie mangels Interaktion mit den Bakterien anderer Menschen ihr Immunsystem nicht mehr trainieren, die Außenwelt, oder die Dinge, die unser Immunsystem wachsam und aktiv halten." (Rockefeller, Lockstep 2010)

Das haben nicht irgendwelche „depperten Corona-Leugner" verfasst, die in Wien oder anderen Städten demonstrieren. Nein, das haben Verschwörer verfasst. Das hat eine kleine Gruppe von Machtbesessenen verfasst, **die das auch machen können,** weil sie Macht haben.
Sie wissen ja, wer Macht hat, hat Geld.
Und wer Geld hat, hat recht.
(Wieviel haben Sie??? Da kann ich nur lachen.)

Die gesamten Grauslichkeiten dieses Covid-Plans der **2010 (!)** verfasst wurde und die Anleitung für die Umsetzung dieses Plans für 2020 und danach ist, können Sie herunterladen. Sie werden es nicht glauben

wollen, was Sie da auf 3 Seiten zu lesen bekommen.
Obwohl es gerade weltweit passiert.
Obwohl es Sie täglich betrifft.
Obwohl Sie unwissend aber bereitwillig mitmachen.

https://traugott-ickeroth.com/wp-content/uploads/2020/07TranscriptDE-The-Covid-Plan Rockefeller-Lockstep-2010.pdf

Glauben Sie wirklich, dass ein paar tausend Demonstranten in der Lage sind, eine Verschwörung gegen die Regierenden zu planen?
Glauben Sie wirklich, dass die chaotischen Demonstrationen die Regierung in die Knie zwingen werden?
Dass sie einen Rückzieher machen könnte?
Dass sie zurücktreten muss?
Dass die Regierenden Angst bekommen?
Dass sie gar im Gefängnis landen?
Glauben Sie wirklich, dass es ein Zurück gibt?
Glauben Sie tatsächlich, dass eine Lawine am halben Hang halt macht?

Nein, ich gehe davon aus, dass Sie über einen gesunden Hausverstand verfügen und dieses Szenario nicht annehmen.
Verschwörer sind einige wenige Menschen, die sich zusammentun, um anderen Schaden zuzufügen.

„Bei Gott, wenn ich das alles überdenke, dann erscheint mir jeder der heutigen Staaten nur als eine Verschwörung der Reichen, die unter dem Vorwand des Gemeinwohls ihren eigenen Vorteil verfolgen und mit allen Kniffen und Schlichen danach trachten, sich den Besitz dessen zu sichern, was sie unrecht erworben haben, und die Arbeit der Armen für so geringes Entgelt wie möglich für sich zu erlangen und auszubeuten."
(Karl Kautsky, Philosoph, 1854 – 1938)

Die Absicht jeder Verschwörung ist die Fremdbestimmung der Geschädigten.
Um eine Welt-Verschwörung zu planen und zu verwirklichen, braucht man sehr viel Geld, die Politik, die Wissenschaft, die Medien, die Polizei, das Militär und ein leichtgläubiges, willfähriges Volk.
Alles da, es ist angerichtet.

Mit dem „Killervirus" kann sich die Regierung als verantwortungsbewusst und wohltätig präsentieren.
Sie macht alles, um das „gefährliche Virus " zu besiegen. Sie rettet Leben. Demnach ist jeder, der gegen die Lebensretter ist, ein Feind des Volkes.
Dass Feinde des Volkes ausgemacht und denunziert werden müssen, ist bekannt.
All diejenigen, die glauben, dass durch die Zwangsmaßnahmen unserer Regierung hunderttausende Menschenleben gerettet wurden, werden auch weiterhin an die offizielle Darstellung der Politik glauben.
Mehr noch, sie treiben sich selber immer weiter in eine auswegslose Sackgasse und merken dabei nicht, dass sie das "gefährliche Virus" genauso zum Überleben brauchen, wie die Verschwörer aus Finanz, Politik, Medien und „Wissenschaft".
Logischerweise erhalten alle weiteren Einschränkungen von der schweigenden Mehrheit klammheimlich Applaus.
Wer schweigt, stimmt zu.
Sie sind sich sicher, dass Menschen, die Gesicht zeigen, Verschwörer sind. Alle

Argumente prallen an ihnen ab, sie selber brauchen keine.
Sie wissen genug.
Sie wissen, dass Maske tragen und Abstand halten die ersten Gebote sind,
sie wissen, dass das Killervirus sehr gefährlich ist,
sie wissen, dass die Krankenhäuser überfüllt sind und sie wissen, dass nur die Zwangstestung und die Zwangsimpfung die einzigen Möglichkeiten ist, um wieder so zu leben, wie früher. Damit ist für die Alleswisser völlig klar, wer und was Verschwörer sind.
Die Verschwörer sind die in Bussen anreisenden Demonstrierer.

So weit, so wissend.

Die Angstmacherei der Medien

Stellen Sie sich einmal vor, Sie würden Redakteur einer Zeitung sein. Setzen wir einmal voraus, Sie sind ein ehrlicher Typ. Sie fahren in ein Krankenhaus, um zu recherchieren, wie es mit der Auslastung bestellt ist. Der Spitalleiter versichert Ihnen, dass die Auslastung Ende März 2020, also zur Hoch-Zeit der angeblichen Pandemie, 16 % betrug.
Sie fahren in ihre Redaktion und titeln dort: „Intensivstation kurz vor dem Kollaps“.
Stimmen Sie mir bitte wenigstens zu, dass Sie, wenn Sie so titeln würden, ganz einfach lügen? Danke.
Mir ist nicht bekannt, wie viele ehrliche Schreiberlinge ihren Job verloren haben, weil sie die Wahrheit schreiben wollten.

Dazu fällt mir eine Begebenheit aus den 90er Jahren ein. Ein mir damals bekannter Redakteur einer sehr bekannten Tageszeitung saß mit mir im Kaffeehaus Tirolerhof in Wien. Es war gegen 16:30 Uhr.

Er meinte: „Ich muss noch bis 17:00 Uhr einen Artikel abliefern."
Am nächsten Tag konnte ich lesen „Prominente Künstlerin in Wiener Kaffeehaus bestohlen".
So einfach werden Gefühle wachgerufen.

Die Medien müssen leere Seiten und Sendezeiten füllen. Mit Hinweisen auf dramatische Geschehnisse und gefährlichen Entwicklungen erzeugen sie Spannung. (Ins Kaffeehaus gehen kann schlimm enden.)
Sie produzieren Angst, der Verängstigte will nichts versäumen, er bleibt dran, will keine Gelegenheit auslassen, um neuen Ängsten zu entgehen.
Die Corona-Welt ist groß.
Die Möglichkeit, auf Gefahren hinzuweisen, ist vielfältig. Inzidenzzahlen, Mutationen, Clusterbildungen, Verhaftungen, beängstigende Entwicklungen in anderen Ländern, steigende Todeszahlen. Besonders beliebt sind prominente Tote ...
Beinahe schon täglich werden die immer selben Virologen, Epidemiologen, wichtige Experten und irgendwelche Sprecher von

Pharmakonzernen in den Medien präsentiert.
Den ganzen Tag über die stündlichen Neuigkeiten, dazwischen irgendwelche „tiefsinnigen" Corona-Interviews mit Schlagersternchen, Straßenbefragungen, Beiträge aus verschiedenen Berufssparten, Milieustudien aus Krankenhäusern, Altenheimen und Berichte aus der Welt der „Wissenschaft".
Pausenlos wird die Angsttrommel geschlagen. Laufend wird die Gefährlichkeit für die Menschheit betont. Und das, obwohl 95 % der Erkrankten keine oder nur leichte Symptome haben. Komisch.
Die Solidarität der Massenmedien ist unübersehbar.
Kritisches journalistisches Hinterfragen – das war einmal.
Heute kann man durchaus den Eindruck gewinnen, dass sich die Journalisten wie Wunderheiler, wie ausgewählte Verkünder der Heilsbotschaft fühlen. Treffender ausgedrückt – als Eroberer.
Brutal wird nach Bestrafung der „Gefährder" verlangt, man sollte sie in Lager sperren und

keine Intensivbetten zur Verfügung stellen, ja mehr noch, überhaupt von jeder Behandlung ausschließen.
Je sichtbarer die Bestrafung der Unwilligen erfolgt, desto überzeugter werden die Regeln von den Willigen eingehalten.

Eine andere Sparte der „Medien-Kunst" ist die Zensur. Die Bevölkerung soll vor „Falschinformationen" bewahrt werden.
Das ist ganz einfach.
Alle kritischen Wissenschaftler – die können noch so berühmt und angesehen sein – werden von den öffentlichen Medien ausgeschlossen.
Keine Einladungen mehr für Dikussionsveranstaltungen im „öffentlich-rechtlichen" ORF.
Keine kritischen Kommentare mehr von Rechtsanwälten, Ärzten oder Journalisten in den großen Zeitungen.
Wir erfahren nur noch, was den Oberen passt.
Die jetzt schon stattfindenden Sperren und Löschungen ganzer Kanäle in den sozialen Medien lässt befürchten, dass diese in naher

Zukunft für kritische Stimmen überhaupt für immer gesperrt werden.

Statt von den tatsächlich rund zehntausenden friedlichen Demonstranten zu schreiben, titelt die gleichgeschaltete „unabhängige" Presse von „einigen hundert gewaltbereiten Corona-Leugnern".
Von tausenden Strafverfügungen, die von der Polizei ausgestellt, aber vom Verfassungsgerichtshof als gesetzeswidrig erkannt wurden, kann man bestenfalls – wenn überhaupt – einen kurzen Dreizeiler lesen.
Besonders geschickt beim Verdrehen, Vertuschen und Verschweigen der journalistischen Pflicht – was heißt das schon? – ist der ORF. Nach der Anti-Covid-Aktion ***„allesdichtmachen"*** von 53 prominenten deutschen und österreichischen Schauspielern auf Instagram, mit rund 2 Millionen Aufrufen an einem Tag, konnte man am nächsten Tag schon nichts mehr dazu erfahren.
Totschweigen ist in Österreich immer noch die beste Methode, um seine Ruh´ zu haben.

Dass für die protestierenden Publikumslieblinge Berufsverbote gefordert wurden, braucht nicht extra erwähnt werden.

Der freiwillige Verzicht auf Freiheit

„Falls Freiheit überhaupt etwas bedeutet, dann bedeutet sie das Recht darauf, den Leuten das zu sagen, was sie nicht hören wollen.“ (Georges Orwell)

Es gibt grob gesagt nur zwei Szenarien für die Zukunft.
Paradies oder Hölle.
Die erste Variante beinhaltet von „es wird alles so wie früher” bis „es gibt keinen Stress mehr, wir sind gesund, rundum zufrieden und werden 130 Jahre alt”.
Die zweite Variante beinhaltet von „es kommt eine Diktatur wie früher”, bis “die Menschheit wird von den herrschenden Machteliten, bis auf eine Milliarde Menschen, bewusst ausgerottet”.

Sicher ist, dass die vergangenen eineinhalb Jahre zu einer „Zwei-Lager-Spaltung ” führten.
Maske oder Nicht-Maske,
„volken oder nicht volken”,
kuschen oder rebellieren,

fremdbestimmt oder selbstbestimmt sein,
unterwürfig oder aufmüpfig sein,
die Ja- oder Nein Sager,
die Pflichtbewussten oder die Kritikfähigen,
die Gutgläubigen oder die Besonnenen ...

Sicher ist, dass die alte Normalität von der neuen Normalität abgelöst wird.
Die alte Normalität ist in unseren Köpfen noch stark verankert und darum fällt es uns so schwer die neue, die kommende Normalität ungetrübt zu erkennen.
Lieber tragen wir Maske, lieber lassen wir uns testen, lieber lassen wir uns impfen, immer in dem Glauben, dass wieder alles so wie früher wird. Freiwillig bleiben wir zu Hause, freiwillig verzichten wir auf Geselligkeit, freiwillig lassen wir uns kontrollieren, freiwillig setzen wir uns in einen Käfig, in der Erwartung, dass alles „bald vorbei" ist.
Die kritischen Stimmen sind leiser geworden.
Die Angst umklammert uns immer mehr.
Ich habe den Eindruck, dass sich die Angst vor dem Virus in eine Angst vor der Angst gewandelt hat.

Die Corona-Pandemie mutierte sichtbar zur **Angst-Pandemie.**
Wir verhalten uns wie der Hase vor der Schlange. In einer Schockstarre.
Beharrlich glauben wir daran, dass „alles so wie früher wird". Ernsthaft hoffen wir an einen neuen „Neuanfang". Wir verhalten uns noch disziplinierter, halten noch mehr Abstand und widerspruchslos befolgen wir noch schärfere Einschränkungen.
Dieses gedankliche Festhalten an der Vergangenheit macht uns blind in der Gegenwart.
Ist Ihnen schon aufgefallen, dass Sie die gleiche Uniform tragen wie Ihr Nachbar?
Haben Sie schon bemerkt, dass es für Sie, genauso wie für Ihren Nachbar, nur die eine, die „offizielle Wahrheit" gibt?
Spüren Sie, dass Ihr Feind nicht irgendwo da draußen auf Sie lauert, sondern in Ihnen schlummert?
Verlangen Sie auch nach mehr Kontrolle?
Fühlen Sie sich gut, wenn Sie auf andere mit dem Finger zeigen?
Ist Ihnen bewusst, dass Sie sich der Masse unterordnen?

Sind Sie wirklich nur ein hilfloses Opfer oder sind Sie auch brutaler Täter?
Sie haben es selbst in der Hand, Ihren Verstand zu nützen, sich zu informieren, zu hinterfragen, nicht vorzuverurteilen, die Ängste der anderen zu akzeptieren und damit selbstständige Entscheidungen zu treffen.
Die verordneten Zwangsmaßnahmen haben eine Masse geschaffen. Eine bedrohliche Bevölkerungsmasse, in der die Individualität aufgelöst wurde. Diese Bevölkerungsmasse identifiziert sich mit den vorgegebenen Normen. Sie gehören jetzt zusammen.
Sie folgen („volken") ihrem Häuptling.
Der Häuptling braucht nicht viel zu tun. Er muss nur seine aufgestellten Behauptungen publikumswirksam wiederholen. Die ständigen Wiederholungen formen sich zu einer Wahrheit, auch wenn diese nicht der Wahrheit entspricht. Wer die verkündete Wahrheit hinterfrägt, ist ein Wahrheitsleugner, ein Verharmloser, und damit wird die Ausgrenzung dieser Menschen von der Masse als Notwendigkeit empfunden. Diffamierung und

Denunziantentum sind die Folge. Ermuntert durch das Verhalten der absolut folgsamen Bevölkerung, setzen sich die Regierenden ganz einfach über bestehende Gesetze hinweg und verlautbaren ihre neuesten Verordnungen in täglichen Pressekonferenzen.

So weit, so demokratisch.

Maske für immer?

Zuerst die ganz gute Nachricht.
"Maskenpflicht bis Ende 2021" (Prof. Christian Drosten, Supervirologe aus D)
Noch eine gute Nachricht.
"Masken werden uns die nächsten Jahre begleiten." (Prof. Mehmet Toner, USA)
Jetzt die schlechte Nachricht.
"Die Maskenpflicht ist ein angemessenes Mittel zur Eindämmung des Coronavirus," (90 % der Deutschen sind dafür, Corona-Monitor April 2021)
Ja, wenn das die Deutschen sagen, dann muss da schon was dran sein.
Wie finden Sie das? Wollen Sie wirklich für den Rest ihres kurzen Lebens Maske tragen?
Wissenschaftler haben vor einigen Tagen festgestellt, dass *„das Corona-Virus durch die Luft übertragen werden kann".* (Maske im Freien??)
Andere Wissenschaftler haben eine Studie veröffentlicht, aus der ersichtlich ist, *„dass Menschen, die keinen Mundschutz tragen, extrem egoistisch und selbstbezogen sind. Diese Menschen verbreiten sogar die falsche*

Nachricht, dass z.B. Masken tragen Krankheiten verursachen kann."
(Prof. Fabiano Koich Miguel, Brasilien)
Eine Studie aus Polen kommt zu dem Schluss, dass Nicht-Maskenträger *„zu einem großen Teil Narzissten, Psychopathen und Manipulatoren" sind.* (Journal of Personality and Individual Differences)
Alle hier angeführten wissenschaftlichen Studien kommen bezüglich Maskenträgern zum gleichen Ergebnis. Nämlich. *" Nur emphatische Menschen halten sich an die Corona-Regeln."*
Verständlicher ausgedrückt. Die Klopapier-Hamsterer sind empathisch, die Nicht-Klopapier-Hamsterer sind egoistische Psychopathen.

So weit, so wissenschaftlich.

Übereinstimmend haben alle Politiker verkündet, dass die Pandemie erst dann vorbei ist, wenn alle Menschen der Welt geimpft sind (obwohl 95 % der Infizierten kein Problem mit ihrer Erkrankung haben).

Wie glaubwürdig ist diese Ansage angesichts der Tatsache, dass alle Politiker wissen, dass die Impfung nicht vor Ansteckung schützt. Gar nicht. Es ist eine Lüge. Wie ja weiter oben schon erwähnt, gilt die Maskenpflicht auch für Geimpfte und Genesene. Ich denke, es wird zumindest einige Jahre dauern, bis man weiß, ob die Impfung überhaupt je schützen wird oder ob daran gestorben wird. Die Herrschenden brauchen die Maske, das wissen sie und das nutzen sie. Man kann davon ausgehen, dass die Mutationsmärchen weiter gesteigert werden. Sie werden gruseliger und grauslicher. Die Rolle, die die Politik für uns auserwählt hat, garantiert den Politikern ein stressfreies Leben. Lockdown gibt es für sie nicht. Sie beziehen weiterhin ihre Gehälter und und und.

Unsere Maske ist ihr Werkzeug bei der Ausübung ihrer politischen Macht.

Alle Maskenträger symbolisieren somit die Macht der Obrigkeiten. Sie unterstützen die Lügner und lügen somit auch selber. Sie fühlen sich im Recht. Sie meiden den

Diskurs. Ihr Rechthaben signalisieren sie mit der Maske.
Der Mund ist ein intimes Organ. Er dient nicht nur der Nahrungsaufnahme. Im Mund wird die Stimme erzeugt und vor allem werden über die mimische Muskulatur die menschlichen Gefühle ausgedrückt. Die Maske verhindert diese Übertragung der ungehinderten Kommunikation.
Die derzeit lebenden Generationen können diesen schmerzhaften Verlust nicht einfach von heute auf morgen wegstecken. Es ist so gut wie unmöglich, eine Kommunikation aufzubauen, vor allem wegen der Maske.
Das Wichtigste für die Machthaber ist, dass die Menschen nicht kommunizieren.
Wenn ihnen das gelingt – und es schaut ganz danach aus – dann können sie machen, was sie wollen. Die Masse wird ihnen noch lange folgen und wir werden die Masken tragen, solange es ihnen gefällt.
Für immer.

Die verirrten „Corona-Rebellen"

Bei diversen Demos und Spaziergängen
rufen sie:
„Kurz muss weg"
„Friede, Freiheit, keine Diktatur"
„Schließt euch an"
„Danke Polizei" ...
Die meisten der Teilnehmer an diesen
"Protestveranstaltungen" sind Ahnungslose.

Die Unterschiede zwischen Demokratie
(gab´s nie),
repräsentativer Demokratie (bis Feber 2020)
und Diktatur (jetzt)
ist den Demonstrierenden genauso wenig
bekannt wie den Maßnahmen-Befürwortern.
Darin gleichen sich beide Gruppen.
Sie wissen wenig, aber glauben viel.
Egal, ob zweifacher Doktor oder einfacher
Arbeiter, egal ob sie politisch links oder
rechts stehen, egal ob Veganer oder
Fleischesser, egal ob Esoteriker oder
gläubiger Christ ...
Die Wahrscheinlichkeit, dass diese
Zusammenkünfte erfolgreich sein werden,

ist gleich Null. Bestenfalls gibt es für den einen oder anderen Protagonisten bei der nächsten Wahl ein Mandat im Parlament (wenn es Wahlen geben sollte).
Diese Massenversammlungen ähneln eher einem Massen-Dating als einem politischen Protest. Und es ist tatsächlich so, dass viele Menschen daran teilnehmen, um Gleichgesinnte zu treffen oder aber auch vielleicht den richtigen Partner zu finden.
Ich denke, das ist völlig in Ordnung, hat aber nichts mit politischem Protest zu tun.
Die Mitnahme der Kinder zeigt flachköpfiges Verhalten. Seit wann ist eine Demonstration ein Wohlfühlort für Kinder?
Es ist genauso eine Kindesmisshandlung wie die Maskenpflicht für Kinder.

Seit eineinhalb Jahren plagen sich weltweit viele bekannte Protagonisten der Maßnahmenkritiker (Virologen, Psychologen, Ärzte, Rechtsanwälte ...) redlich ab. Hetzen von einem Termin zum anderen, leiten gerichtliche Schritte ein, vertreten ihre Klienten meist kostenlos, verfassen Volksbegehren, geben im

Stundentakt Interviews, organisieren den schwächelnden Widerstand in den sozialen Medien, träumen von Nürnberger Prozessen, wundern sich kopfschüttelnd über die Naivität der Bevölkerungsmehrheit und wünschen sich gar, dass vor allem die Regierungen in Europa „ins Häfen gehn".
Es ist sehr schwer verständlich, dass all diese klugen Köpfe nicht den Mut aufbringen, um ihr Scheitern zu beenden und andere Möglichkeiten nutzen.
Nur die Massen-Medien sind der Gradmesser, ob etwas bewirkt werden kann.
Die netten Videos in den sozialen Medien, die von den meist Ahnungslosen beklatscht und ausgiebig kommentiert werden, sind nicht
zielführend.
Auch unter den Gegnern der Maßnahmen gibt es Spaltung, Missgunst, Größenwahn, Verrat, Bespitzelei, aber vor allem eine riesige Kluft zwischen Akademikern und Nicht-Studierten.
Überspitzt ausgedrückt, es gelingt den bisher systemkonform denkenden „Anführern"

nicht, von ihrem hohen Ross herunter zu steigen.
Es ist zu befürchten, dass ihre Überheblichkeit, ihre Selbstgefälligkeit und vor allem **die fehlende Phantasie** der elitären „Corona-Popstars" weiterhin dazu beitragen wird, den Massenmedien keinen Stoff zu liefern.
Ich denke, gerade die anerkannten nicht akademischen Autoritäten aus der Anti-AKW-Bewegung, Hainburg-Rebellen, Tierbefreier-Szene und andere bekannte erfolgreiche Protestler müssten Gehör finden, einbezogen und nicht ausgeschlossen werden.
Erforderlich wäre ein „Aufeinanderzugehen".
Seit über einem Jahr stecken sie in ihren falschen Vorstellungen fest.
Meine persönliche Kontaktaufnahme mit einigen führenden Protagonisten in Österreich und Deutschland gestaltete sich zu meinem Erstaunen als sehr kompliziert. Bis auf drei Ausnahmen – alle drei waren Ärzte – stieß ich auf eine oberlehrerhafte, besserwisserische, teils esoterische

Ablehnung. Die rosaroten Brillen der Rechtsanwälte haben mich dabei nicht überrascht.
Dass große Teile der Polizei oder des Militärs die Seiten wechseln könnten, sind reine Wunschvorstellungen von Menschen, die sich sicher sind, dass der Staat wir alle sind.
Ich denke, dass die Zwangsmaßnahmen, die politische Unwissenheit und eine völlig falsche Einschätzung der gegenwärtigen Lage der Hauptgrund für die Spaltung der Maßnahmengegner ist.
Diese konsequente Wirklichkeitsverweigerung verhindert den schon längst fälligen Kurswechsel und wird mit größter Wahrscheinlichkeit nie mehr zu Stande gebracht.
Heute würde ich auf keinen Fall an einer Corona-Demonstration teilnehmen.
Demonstrieren ist für mich schon sehr lange, seit den Geschehnissen in der Hainburger Au, genauso überflüssig wie die Parteien, die Wirtschaftskammer, die Arbeiterkammer, die Gewerkschaft, alle Standesvertretungen der Taxler, der Wirte, der Bauern, der Ärzte …

Es wird noch schlimmer

„Die Habgier hat das Gute im Menschen verschüttet und Missgunst hat die Seelen vergiftet ...Ohne Menschlichkeit und Nächstenliebe ist unser Dasein nicht lebenswert ".
(Charly Chaplin, 1940 in "Der Diktator")

Glauben Sie nicht, dass der „Spuk" bald vorbei sein könnte.
Wenn überhaupt, dann dauert es einige Generationen lang.
Denn die derzeit lebenden Generationen können wegen ihrer Verhaltenseigenschaften die vorhandenen Möglichkeiten nicht nutzen. Ihre Ängste sind groß genug, um ihren Führern – wir stehen erst am Beginn – bedingungslos zu gehorchen. Gegenwärtig hat uns unser Steinzeitgehirn fest im Griff.
Es regiert das Unbewusste.
Es gibt kein Zurück.
Die Entmenschlichung schreitet beängstigend schnell voran. Die Evolution hat uns generell nur mit wenig

Menschlichkeit bedacht, aber schon in naher Zukunft lässt sie uns in der globalen „Corona-Grube" zurück.
Nirgendwo ist erkennbar, dass wir aus der Nazi-Zeit etwas gelernt hätten. Das Gegenteil ist der Fall.
Wir stehen vor der größten menschlichen Katastrophe, seit es Menschen gibt.
Hitler, Stalin, Mao Tse Tung und alle anderen Diktatoren sind gegen die „Digi-Connection" bestenfalls eine Bonsai-Ausgabe.
Niemals in der Menschheitsgeschichte hat es solche massiven Freiheitsbeschränkungen gegeben.
Ja, das geht sogar so weit, „dass es verboten ist, einer gebrechlichen Person beim Überqueren einer Straße behilflich zu sein".
Und was noch kommt, übersteigt das Vorstellungsvermögen der meisten Menschen.
Einige wenige kluge Köpfe ahnen, was kommen wird und warnen uns vor der Katastrophe.
Niemand hört auf sie. Das war immer so.
Das bisher Passierte reicht bei weitem nicht aus, um die nahende Katastrophe zu

erkennen. Die Menschheit weltweit ist weit davon entfernt. Alles ist in einer kollektiven Angst gefangen. Die Katastrophe ist noch nicht passiert. Sie muss erst passieren.
Sie ist erst dann passiert, wenn sie als solche von der Mehrheit erkannt und begriffen wird, erst dann kann es zu richtigen Schlussfolgerungen kommen. Das kann sehr, sehr lange dauern.
Ein „nach Corona!“ gibt es die nächsten zehn Jahre nicht. Und wann danach – ich weiß es nicht.
Eine bekannte Volksweisheit lautet „Durch Schaden wird man klug.“
Da bin ich mir nicht so sicher.
Denn nach jeder Katastrophe kam die nächste Katastrophe.
Die Zukunft könnte demnach durchaus so aussehen, dass die meisten Menschen ihre Unterdrücker lieben. Dass sie die neuen Technologien vergöttern und Nicht-Denken als angenehm empfinden. Es könnte sogar passieren, dass keine Bücher mehr gedruckt werden, weil niemand mehr ein Buch lesen will. Wir sind soeben dabei, die Handschrift abzuschaffen.

Es könnten neue Lebensregeln eingeführt und für angenehm empfunden werden.

1. Jeder soll an ein gutes Leben glauben

2. Jeder soll alle anderen mit „Echt-Geil" grüßen

3. Sechs Tage darfst du ruh'n, am siebten Tag deine Arbeit tun

4. Vergiss Vater, Mutter, Oma und Opa, sie waren Lebens-Gefährder

5. Schenke zum Geburtstag zart-grünes Klopapier

6. Sei wie du bist und bleib so

7. Alle Überlebenden sind gleich

Die Wahrscheinlichkeit für dieses Szenario ist zurzeit zwar nicht erkennbar (außer Pt. 6), aber gänzlich ausschließen möchte ich es nicht.

Weil noch vor kurzem war es – so wie jetzt – unvorstellbar.
Die bisherige Entwicklung weist in eine ganz andere Richtung.
Für viele Kritiker der Zwangsmaßnahmen ist die Situation jetzt schon sehr dramatisch.
Vom Jobverlust, Berufsverbot, drohender Kindesentzug, saftigen Strafgeldern – weil nicht befolgt wurde, was verlangt wird – bis zum Suizid.
Es ist zu befürchten, dass die menschliche Beziehungskultur durch die fortschreitende Zerstörung der Wirtschaft, die Isolierung und die Vereinsamung dramatisch schnell verrohen wird (ist täglich mehr spürbar).
Viele Menschen „haben nichts mehr zu verlieren", sie fühlen sich von lauter Todfeinden in die Enge getrieben und werden so zu wandelnden Killern.
Für Ihr Scheitern machen sie die Oberen verantwortlich.
Sie werden die im Dunstkreis der Politiker stehenden Berater, Virologen, Psychologen, Soziologen, Ärzte, Wissenschaftler und Promis gnadenlos jagen.
Es wird sehr viele Opfer geben.

Es wird in Mitteleuropa zu Bürgerkriegen kommen. Sogar zwischenstaatliche Kriegshandlungen sind nicht ausgeschlossen. Die Polarisierungen können auch dazu führen, dass das Staatsgefüge auseinanderbricht und jeder gegen jeden kämpft. Es geht dann nur noch ums nackte Überleben.
Schwer bewaffnete Banden werden mordend und raubend durchs Land ziehen.

1. Die selbsternannten "Gerechten" leben ihr „freies Leben"
2. Jeder kann killen, wen er will
3. Alle Regierungsberater werden zum Freiwild erklärt
4. Ehemalige Promis heuern billige Leibwächter an
5. Viele Spitzenpolitiker verlassen das Land

Das wird so lange dauern, bis die Mehrheit der Bevölkerung nach einem Retter ruft. Und damit wird der Weg in die nächste Katastrophe geebnet.

„Was wird aus den menschlichen Beziehungen in einem Land, das sich daran gewöhnt, auf unabsehbare Zeit so zu leben? Was ist das für eine Gesellschaft, die keinen anderen Wert mehr hat als das eigene Überleben?
Die Menschen haben sich daran gewöhnt, unter Bedingungen einer ständigen Krise und eines ständigen Notstands zu leben. Dabei scheinen sie nicht zu bemerken, dass sich ihr Leben auf eine rein biologische Funktion reduziert hat." (Giorgio Agamben, NZZ an 27. April 2021, zählt zu den bedeutendsten Philosophen der Gegenwart)

Die Anti-Corona-Tipps

Versuchen Sie bitte die folgenden Sätze zu verinnerlichen.

- Sie müssen gar nichts.
- Prüfen Sie Ihre Ängste.
- Meiden Sie Ideologien.
  Alle sind verwerflich.
- Vermeiden Sie möglichst Stress.
  Stress macht krank.
- Tragen Sie keine Maske. Maske stresst.
- Bewegen Sie sich möglichst oft in der Natur.
- Essen Sie immer öfter biologische Produkte.
- Je natürlicher, desto besser.

- Was Sie nicht beeinflussen können, lassen Sie.

- Seien Sie ehrlich, vor allem zu sich selbst.

- Wie kommen Sie zu dieser (Ihrer) Meinung?

- Begegnen Sie dem Leben mit Neugier.

- Machen Sie öfter was Ihnen Spaß macht.

Glauben Sie nicht alles, was Wissenschaftler verbreiten. „Die Wissenschaft" existiert nicht und ist immer mehr zu einer Glaubensrichtung mutiert.
Glauben Sie auch keinen Ernährungsexperten, die in den Massenmedien auftreten. Die erzählen Ihnen viel „Wauwau“, den sie meist selber glauben.
Übernehmen Sie lieber Selbstverantwortung und benützen Sie Ihren Verstand, um sich mehr Wissen zu verschaffen. Wissen schafft Gesundheit.
Ich möchte Sie nicht überzeugen, ich möchte, dass Sie gängige Meinungen

hinterfragen. Die Gesundheit ist das größte Geschäft der Menschheit.
Die Pharmaindustrie hat darauf das Monopol.
Die WHO (Weltgesundheitsorganisation) ist ihr erster Handlanger, das letzte Glied sind die leichtgläubigen, gesunden wollenden Patienten.

Vorweg. Es gibt keine gesunde Ernährung. Es gibt bestenfalls eine artgerechte Ernährung.
Es gibt so viele verschiedene Meinungen (Meinung beginnt dort, wo Wissen aufhört.) über Ernährung, dass ich hier einen Schritt zurücktrete und eine Münze werfe.
Kommt Kopf, esse ich Fleisch,
kommt Zahl, esse ich kein Fleisch.
Oder umgekehrt, egal.
Es könnte durchaus sein, dass ich zwar als Vegetarier oder Veganer den Tieren kein Leid zufüge, aber mir selber schon.
Vom biochemischen Standpunkt aus betrachtet sind Zweifel unausweichlich.

Philosophische Betrachtungen zu diesem Thema bleiben gezwungenermaßen in einem Glaubensnetz hängen.
Weil. Wer kann den Beweis erbringen, dass wir noch existieren würden, wenn wir in den letzten 2 Millionen Jahren nicht Fleisch gegessen hätten?
Ich kann es glauben, aber wissen kann ich es nicht.
Ökologische Betrachtungsweisen orientieren sich logischerweise an den verschiedensten Ideologien, die ich allesamt ablehne.

Ganz kurz noch zum Essen.
Nehmen Sie sich Zeit.
Essen verbindet. Maske trennt.
Essen Sie alles mit Freude und Genuss.
Am besten in Gesellschaft, gemütlich und langsam.
Ein französisches Sprichwort lautet:
„Wer alleine isst, wird auch alleine sterben."
Wenn es Ihnen schmeckt, teilen Sie dies dem Koch mit.

So schütze ich mich vor einer Corona-Ansteckung

Ich werde heuer siebzig, habe immer noch das gleiche Körpergewicht, wie als Achtzehnjährige, war nie ernsthaft krank und bin mir bewusst, dass dazu sehr viel Glück notwendig ist.

Mein Frühstück nehme ich meist zwischen 11 und 13 Uhr zu mir. Am Abend esse ich so zwischen 19 und 21 Uhr.
Ich esse gerne und alles, was mir schmeckt. Seit Corona mit einigen Zutaten „mehr".

Nach dem Aufstehen bereite ich zirka einen Liter Kräutertee aus Mariendistel, Löwenzahnwurzel, Weißdorn, Schafgarbe, Beifuß und Ingwer zu.
Diesen trinke ich über den Tag verteilt. Zwischendurch vielleicht einmal ein kleiner Schwarzer.

Mein Frühstück variiert sehr stark. In Corona-Zeiten mehr **Kren** als sonst, z.B. zu rohem Lachs oder selbst gemachten

Debreciner, mehr **Zwiebel** als sonst, z.B. zu Räucher-Forelle oder selbstgemachtem Lamm-Kebab, mehr **Knoblauch** als sonst z.B. zum Ziegenfrischkäs mit Speck und selbst gemachten Roggenbrot, mehr **Chili, Curcuma** und **Schnittlauch** z.B. zu Eiern im Glas, mehr **Kapuzinerkresse** als sonst z.B. zu Sellerie-Apfel-Rohkost, mehr **Kräuter** aus dem Garten z.B. für einen pikanten Topfen-Aufstrich.

Bevor ich das Haus verlasse, kaue ich noch gerne ein Salbeiblatt oder gurgle noch mit einem 80prozentigen Schwedenbitter eine halbe Minute lang.
Das schützt vor Viren aller Art. Das haben schon meine Großmutter und meine Mutter so gehandhabt.

Wie können Sie sich schützen?

Ganz einfach. Es gibt verschiedene Pflanzen, die nachweislich gegen Vireninfektionen helfen.
Ich gebe Ihnen hier nur einen kleinen Überblick der Pflanzen, die vor allem gegen Corona-Viren helfen.
Falls Sie sich umfassender informieren wollen (weil Sie vielleicht Mediziner sind und Arzt werden wollen), empfehle ich Ihnen das Buch " Gesundheit verboten " von Dr. Andreas Ludwig Kalcker.
Ich verzichte hier absichtlich auf das Aufzählen der Inhaltsstoffe in den verschiedenen Pflanzen.
Darüber gibt es 1000e Bücher.

2015 bekam die chinesiche Pharmakoligin Youyou Tu den Nobelpreis für die Entdeckung des Wirkstoffes Artemisin.
Die *Artemisia annua,* der **Einjährige Beifuß,** ist eine unscheinbare Staude, die bei uns auf Halden und an warmen, trockenen Stellen wächst.

Der Einjährige Beifuß wird im Frühling oder Sommer geerntet. Sie können ihn mit kaltem Wasser in einem Mörser zerkleinern, um so einen Saft zu gewinnen. Sie können aber auch mit 4 Esslöffeln getrockneter Blätter auf einen Liter Wasser einen Tee herstellen und über den Tag verteilt trinken. In Apotheken gibt es auch ein Artemisia-Pulver.

Einer meiner Lieblinge ist **Ingwer**.
Er verfeinert viele Gerichte und vor allem in der asiatischen Küche ist er unersetzlich.
Er regt die Speichelfunktion im Mund an und befeuchtet somit die Schleimhäute. Je besser die Schleimhäute befeuchtet sind, desto weniger sind sie von Viren angreifbar.
Darum sollten Sie viel trinken.
Eine vermehrte Ansammlung von Corona-Viren findet im Rachen statt.
Die Scharfstoffe des Ingwer greifen die Viren dort an und schwemmen sie in den Magen, wo sie vernichtet werden. Trinken Sie viel Ingwertee oder lutschen Sie die rohe Wurzel (statt Kaugummi), wenn Sie

außer Haus gehen und lassen Sie die Maske zu Hause.

Ein weiterer meiner Favoriten ist der **Kren.**
Sie kennen das, wenn Ihnen beim Verzehren von Kren die Augen und die Nase rinnen. Ahh.
Kren befeuchtet Sie somit überall dort, wo die Viren sich anhaften. Er wirkt auch genauso antibiotisch, wenn Sie ihn mit Honig mischen. Nehmen Sie einen Löffel voll, bevor Sie den Supermarkt betreten und lassen Sie bitte die Maske im Auto.

Kennen Sie eine bulgarische **Knoblauch**-Party?
Bevor sie beginnt, wird ausgiebig gespeist. Und dann.
Nehme man ein Scheibchen getrocknete Eselswurst, ein Knoblauchzeherl, einen Bissen Brot und ein Stamperl Cognac zu sich. Das kann lange dauern.
Ich esse jeden Tag Knoblauch, zumindest 3 Zecherl.

Knoblauch und **Zwiebel** helfen nicht nur gegen Corona-Viren, sie halten, so wie von der Regierung verordnet, die meisten Menschen auf Distanz.
Für Nicht-Maskenträger ein tägliches Muss.
Sie können sowohl Knoblauch als auch Zwiebel mit Honig anrühren oder gepresst mit Wasser mischen.
Auch die Einnahme von einem Kaffeelöffel Knoblauchöl oder Zwiebel-Öl schützt Sie vor Viren.
Ein weiterer Grund, keine Maske zu tragen.

Schon als Kind liebte ich scharf gewürzte Speisen. Ein scharfer Lamm-Bohnentopf oder vegetarisch gefüllte Paprika in **Chili**-Kruste, wie man sie in Peru zubereitet.
Geben Sie Ihrem Leben mehr Chili und werden Sie immun gegen heuchelnde Einflüsterer. Wenn Sie den Schwätzern nicht mehr glauben, werden Sie auch keine Maske tragen.

Aus Neuseeland stammt der Manukabaum.
Aus dem Blütennektar erzeugen die Bienen **Manuka-Honig.**

Die positive Wirkung gegenüber Viren, Bakterien und Pilzen, vor allem in den oberen Atemwegen, wurde bestätigt. Den Honig können Sie in Bio- und Reformhäusern kaufen (falls geöffnet). Ätherisches Manukaöl bekommen Sie in der Apotheke.
Apropos Apotheke.
Es gibt dort zwei Dentyl-Mundspülungen die nachweislich Corona-Viren hemmen können.

- CPC, Cetyl-Piridinium-Chlorid
- Listerine Advanced, 23% Ethanol und LAE (Etthyl-Lauroyl-Arginat) Mundspülung

Ich mache jetzt wieder mit der "Natur-Apotheke" weiter.

Haben Sie schon davon gehört, dass vorbeugende natürliche Maßnahmen wie hier beschrieben in Altersheimen zum Einsatz kommen?
Ich nicht.

Jetzt zum **Salbei**. Wie schon oben erwähnt, bevorzuge ich das frische Blatt aus meinem Garten. Aber Sie können auch einen Salbei-Tee zubereiten, eventuell etwas Meeressalz dazugeben und gurgeln. Sie können auch ein Salbeiblatt zerquetschen und mit Honig mischen oder Salbeiöl anwenden. Salbei hat eine besonders hohe antivirale Wirkung, die in verschiedenen Versuchen bestätigt wurde.
Nehmen Sie ein Blatt in den Mund
und bleibn'S g'sund.

Seit Jahren stärken Spitzensportler ihr Immunsystem unter anderem auch mit **Kurkuma**. Jetzt bei Corona ist es nicht verwunderlich, dass Kurkuma in aller Munde ist.
Kurkuma ist eine Wurzel aus der Familie der Ingwergewächse. In Studien wurde nachgewiesen, dass Curcumin die Aktivität unserer Killerzellen und wesentliche Bestandteile unseres Immunsystems verbessert.
Kurkuma können Sie in Aufstriche, Suppen, Saucen, Salate usw. mischen.

Je stärker das Immunsystem, desto kleiner die Infektionsgefahr.

Dem Vorbesitzer meiner zwei prachtvollen Zitronenbäume war die Überwinterung zu mühevoll und darum stehen sie jetzt in meinem Garten. Das ganze Jahr über kann ich von ihnen ernten.
Vor allem im Sommer schäle ich die **Zitronen** und esse sie wie einen Apfel oder Kohlrabi.
Für die Abwehr von Corona-Viren genügt es, wenn Sie ein Stück Zitrone mit Schale in den Mund nehmen und ins Museum gehen.
Maske verhindert dabei den Schutz.

Wie beim Kren, so spielen auch bei der **Kapuzinerkresse** darin enthaltene Senföle die entscheidende Rolle bei der Abwehr von Viren in den Atemwegen.
In Versuchen wurde nachgewiesen, dass die Virusvermehrung um 90 % reduziert werden konnte.
Forscher gehen davon aus, dass die Senföle nicht das Virus selbst angreifen, sondern die Wirtszell-Virus-Interaktion zum Nachteil des Virus.

Während der Staudensellerie bei uns eher zu den Ladenhütern zählt, ist er in südlichen Gefilden äußerst beliebt.
Jetzt, in Corona-Zeiten, gibt es einen richtigen Ansturm auf das Doldenblütler-Gewächs.
Seit Erscheinen erster Virenkiller-Berichte in den sozialen Medien ist **Selleriesaft** in aller Munde.
Sellerie enthält eine Menge entzündungshemmender Antioxidantien und Polyphenole.
Ich persönlich trinke keine Säfte, aber ich liebe den Staudensellerie in kleine Stückchen geschnitten, ein bisschen Natur-Joghurt und Zitrone als erfrischende sommerliche Vorspeise.

Zum Schluss noch ein gefundenes **Anti-Corona-Chutney**, von wo weiß ich nicht mehr, aber ich habe es auf einem Zettel notiert und zu gegrilltem Lamm probiert.
Ich kann dieses Rezept gerne weiterempfehlen.
Kapuzinerkresse, Kren, Ingwer, Knoblauch, Zwiebel, Chili, Curcuma, Zitrone, Apfelessig,

Salz und Pfeffer mit Honig gut verrühren, in ein Glas geben, fertig.
Es gäbe noch andere wirkungsvolle Alternativen, um eine Corona-Ansteckung zu vermeiden, was hier allerdings den Rahmen sprengen würde.

Komisch, von all den vorbeugenden Möglichkeiten, sich vor einer Infektion wirklich gut zu schützen, kommt aus dem Gesundheitsministerium nichts.

Ich denke, für unsere Gesundheit wird sehr bald das Innenministerium zuständig sein.

Die 10 Gebote, um frei zu bleiben

1. Du sollst dein Immunsystem stärken
2. Du sollst keine Maske tragen
3. Du sollst keinen Abstand halten
4. Du sollst höflich und freundlich sein
5. Du sollst mit Maskierten auf ein Bier gehen
6. Du sollst deine Kinder und die Alten umarmen
7. Du sollst nicht alles glauben
8. Du sollst lächeln
9. Du sollst schlauer als deine Feinde sein
10. Du sollst nicht die zweite Backe hinhalten

Made in the USA
Monee, IL
04 November 2026

67383308R00066